# 人体中枢神经组织
## 切片图精选

主编　程明亮　冯培勋

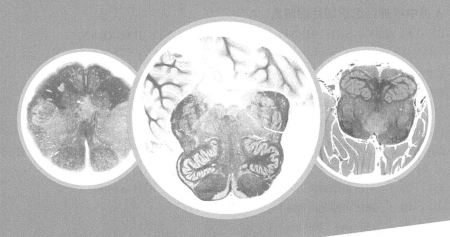

郑州大学出版社

图书在版编目（CIP）数据

人类中枢神经组织切片图精选／程明亮，冯培勋主编. — 郑州：郑州大学出版社，2021．2（2024.6 重印）
ISBN 978-7-5645-7135-1

Ⅰ．①人… Ⅱ．①程…②冯… Ⅲ．①中枢神经系统 – 神经组织 – 病理组织学 – 切片（生物学）– 图谱 Ⅳ．①R322.81-33

中国版本图书馆 CIP 数据核字（2020）第 251993 号

人类中枢神经组织切片图精选
RENLEI ZHONGSHU SHENJING ZUZHI QIEPIANTU JINGXUAN

| | | | |
|---|---|---|---|
| 策划编辑 | 李龙传　陈文静 | 封面设计 | 曾耀东 |
| 责任编辑 | 陈文静 | 版式设计 | 曾耀东 |
| 责任校对 | 张彦勤 | 责任监制 | 李瑞卿 |

| | | | |
|---|---|---|---|
| 出版发行 | 郑州大学出版社 | 地　　址 | 郑州市大学路 40 号（450052） |
| 出 版 人 | 孙保营 | 网　　址 | http://www.zzup.cn |
| 经　　销 | 全国新华书店 | 发行电话 | 0371-66966070 |
| 印　　刷 | 廊坊市印艺阁数字科技有限公司 | | |
| 开　　本 | 710 mm×1 010 mm　1 / 16 | | |
| 印　　张 | 7.25 | 字　　数 | 84 千字 |
| 版　　次 | 2021 年 2 月第 1 版 | 印　　次 | 2024 年 6 月第 2 次印刷 |

| | | | |
|---|---|---|---|
| 书　　号 | ISBN 978-7-5645-7135-1 | 定　　价 | 49.00 元 |

# 作者名单

**主　编**　程明亮　冯培勋

**副主编**　刘起颖　王明鹤　郝雪峰

**编　委**（以姓氏笔画排序）

　　　　　邢现锋　刘亚卿　贠跃进

　　　　　张淑平　陈　晨　赵　顺

　　　　　韩　迪

# 前 言

在人类中枢神经解剖学的研究和教学中，中枢神经组织切片的制作和观察是不可或缺的重要内容。而由延髓、脑桥和中脑三部分组成的脑干的内部结构是研究和学习整个中枢神经内部结构的重要基础。高质量脑干组织切片的制作和观察，不仅可以帮助我们掌握中枢神经系统不同断面水平的内部结构，理解各断面结构的配布规律及其相互联系，进而建立起整个中枢神经内部结构的整体概念，还可以为临床影像学和中枢神经疾病的临床诊治提供形态学资料依据。

有鉴于此，我们依托河南省解剖学技术院士工作站和郑州市解剖技术重点实验室开展了人类中枢神经内部结构和神经组织切片制作的培训实践。在这一过程中，我们对人类脊髓和脑干的切片进行了重点观察和拍照，并从大量观察资料中精心挑选了部分具有代表意义的切片照片作为教学和研究的示范。现将这部分示范资料汇集成册并加以注释，呈现于读者面前，以求弥补教学资料的匮乏。

本图谱照片选用中枢神经组织的石蜡和火棉胶包埋切片，采用常规苏木精-伊红染色（H-E 染色）、银染和韦格（Weigert）染色。既有常见神经组织细胞的镜下形态，又有成人和幼儿脑干部分的代表性切片。较好地展示了新生儿和成人脑干切片上神经细胞构筑和纤维束的微细分布，相信会对读者学习、掌握中枢神经内部结构有所裨益。文字部分的内容主要参考臧玉洤教授原著、王历辛

1

教授修编的《神经解剖实习》和陈庆山教授等主编的《人体中枢神经系高清晰切片彩色图谱》等，简明扼要，切中实际。本图谱既可作为医学院校神经解剖教学的辅助教材，也可作为医学生从事临床实践工作的案头工具书。由于人脑解剖标本不易获得，以及神经切片制作流程的费时和复杂，以实物切片标本为素材的这本图谱对医学生及医学工作者亦显得更为难得。

在本图谱的编辑制作过程中，得到了北京大学医学部于恩华教授的悉心指导和鼎力协助，也得到了郑州卫生健康职业学院领导、教师以及河南中博生物塑化科技有限公司技术人员的全力支持，在此向他们表示由衷的感谢。虽然我们为本图谱的完美付出了巨大努力，但限于学术和技术水平，书中不足之处在所难免，衷心希望广大读者给予批评指正，我们全体编者将不胜感谢。

程明亮

2021 年 1 月于郑州

# 目 录

1

# 第一章 中枢神经组织概观

## 第一节 神经元

神经组织由神经细胞和神经胶质细胞共同组成。神经细胞又称神经元,是构成神经系统结构和功能单位的基本结构。神经元具有接受刺激、整合信息和传导冲动的作用。神经元之间传递信息的结构称为突触。神经胶质细胞对神经元起到支持、保护、营养和绝缘等作用。中枢神经系统的神经胶质细胞有星形胶质细胞、少突胶质细胞、小胶质细胞和室管膜细胞。

### 一、神经元的基本形态

神经元由胞体和突起两部分构成。

## 1. 胞体

神经元的胞体(图1-1)内有两种特征性结构即尼氏体和神经元纤维。尼氏体具有强嗜碱性,呈粗大的斑块状,常见于大细胞和许多小细胞的胞体和树突中,但轴突和轴突的起点没有尼氏体。运动神经元的尼氏体比感觉神经元中的大,一般以脊髓前角运动细胞为代表,来观察神经元的形态和胞体内的尼氏体。尼氏体为聚集一起的粗面内质网,也称颗粒内质网,是胞质内合成蛋白质的主要机构。

神经元纤维呈细丝状,贯穿于胞体和突起中,在胞体中交织成网状,在突起中平行排列并集合成束。大多数人认为,神经元纤维是神经微管和神经丝在组织固定时凝聚在一起形成的。

## 2. 突起

神经元的突起分为树突和轴突(图1-1)。树突是胞体的延伸,内含尼氏体和神经纤维,树突在胞体周围发出,经多次分支,形如树枝,一些树突上有棘状小突起,称为树突棘。轴突细长,多起自胞体的锥形隆起(轴丘)处,内含神经纤维,没有尼氏体。轴突和包绕在它外面的神经胶质细胞共同构成神经纤维。根据神经胶质细胞是否形成髓鞘,可将其分为有髓神经纤维和无髓神经纤维。

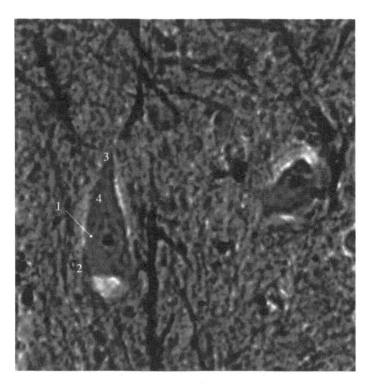

**图1-1 脊髓前角运动细胞**

1.胞体 2.树突 3.轴突 4.尼氏体

## 二、神经元的分类

根据神经元胞体和突起的配布形式可分为假单极神经元、双极神经元和多极神经元。

假单极神经元胞体只发出一个突起,在离胞体不远处该突起再分出两个分支,一支进入脑或脊髓起感受的作用,称为中枢突,另一支分布到周围其他器官起效应的作用,称为周围突。这类神经元主要分布于脊神经节中的感觉神经元,脑和脊神经节的初级感觉神经元。

　　双极神经元胞体的相对两极发出一个轴突和一个树突。主要分布于视网膜、嗅黏膜和内耳的前庭神经节和螺旋神经节。

　　多极神经元(图1-2)胞体上发出的树突有多个,轴突只有一个。成人的神经系统中大多数神经元是多极神经元。

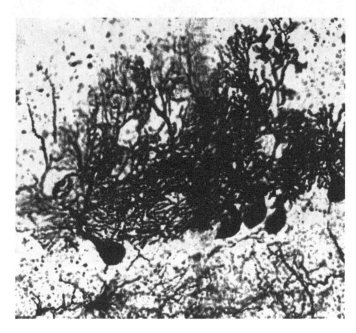

图1-2　小脑浦肯野细胞(镀银)

　　根据神经元的功能分类,可分为感觉神经元、运动神经元和联络(或中间)神经元。感觉神经元一般为假单极神经元或双极神经元,运动神经元和联络(或中间)神经元多为多极神经元。

## 三、突触

　　神经元与神经元之间,或神经元与效应器之间以完成各种功能而形成特殊分化的结构,称为突触。多数突触利用神经递质作为传递信息的介质,称为化学性突触。有的突触通过缝隙连接传递电信息,称为电突触。典型的化学性突触由三部分组成,分别是突触前部、突触后部和突触间隙。在突触前部内含有许多突触小泡,它们是神经递质的储存体,在信息传递过程中起着重要的作用。

突触的组成有多种,最常见的是一个神经元的轴突和另外一个神经元的树突形成的轴树突触,其次是轴体突触,还有轴-轴突触,树-树突触、树-体突触和体-体突触等较少见。

# 第二节 神经胶质细胞

神经胶质细胞广泛分布于神经系统中,神经胶质细胞一般较神经细胞小,具有突起,但不分树突和轴突。根据其分布的位置不同,神经胶质细胞可分为中枢神经系统的胶质细胞和周围神经系统的胶质细胞。

## 一、中枢神经系统的胶质细胞

中枢神经系统的胶质细胞数量多,形态多样,没有极性,不分树突和轴突。主要有星形胶质细胞、少突胶质细胞和小胶质细胞三种。

### 1.星形胶质细胞

星形胶质细胞是神经胶质细胞最大的一种,胞体上有许多突起呈星形。星形胶质细胞可分为纤维性星形胶质细胞和原浆性星形胶质细胞。前者主要位于脑和脊髓的白质,突起长而直,分支较少,胶质丝丰富。后者主要位于脑和脊髓的灰质,突起较粗短,分支多,胶质丝较少。其在神经冲动的传导过程中起绝缘作用,并参与血-脑屏障的构成。

### 2. 少突胶质细胞

胞体较小,参与中枢神经系统中有髓神经纤维髓鞘的构成。

### 3. 小胶质细胞

小胶质细胞是最小的一种神经胶质细胞,胞体微小,突起短而弯曲,来源于血液中的单核细胞,具有吞噬功能。

## 二、周围神经系统的胶质细胞

周围神经系统的胶质细胞主要包括神经膜细胞,也称施万细胞,它包裹在神经元突起的外面,参与构成周围神经系统的神经纤维,有营养、保护和绝缘作用。

# 第三节 常用切片的制备和染色方法

神经组织制片的基本过程与一般的组织学切片的制作方法基本一致,由于神经组织在形态结构上与其他组织有一定的区别,所以在制片过程中就有许多不同之处,现将主要的制作切片的过程介绍如下。

## 一、石蜡切片的制备

石蜡切片是组织学最基本的切片技术,在了解其他制片技术之前,应先对石蜡切片的制作过程加以了解。

### 1. 取材

取材在制作切片的过程中是非常重要的一个环节,无论是以何种方法获取的材料,都必须保证材料的新鲜程度,防止组织自溶及腐败导致细胞结构发生变化影响组织切片的质量和制备成功率。

### 2. 固定

将各种组织浸入防腐剂中,防止组织自溶和腐败,并能沉淀和凝固组织内的蛋白质、脂肪和糖等各种成分,保持细胞结构与生活状态相仿,叫作固定。欲固定的材料必须新鲜,取脑和脊髓时,常在灌注固定后取材,组织块的大小一般约以 1.5 cm×1.5 cm×0.3 cm为宜。组织固定时,应使用足量的固定液,液量一般是组织块总体积的 30 倍以上,固定时间的长短因组织块的大小和固定液的性质不同,固定时间一般以 24 h 为宜,对于需要较长时间固定的组织(12 h 以上),中途需要更换新的固定液,防止因固定液失效导致固定失败。

下面介绍几种常用的固定液,根据需求选择使用。

甲醛溶液(formaldehyde solution)又称福尔马林(Formalin),呈酸性,无色透明,具有刺激性气味,其最高饱和量为 36% ~ 40%,甲醛与空气接触易被氧化成甲酸,从而使其酸性增强。

(1)10% 福尔马林固定液配制

| | |
|---|---|
| 甲醛溶液(36% ~ 40%) | 10 mL |
| 蒸馏水 | 90 mL |

特点:此液渗透力强,固定均匀,组织收缩较小,普遍用于组织的固定。经甲醛长期固定的组织,由于固定液酸性增强,组织内含有甲酸不利于细胞核着色,须经 24 ~ 48 h 流水冲洗,否则会影响染色效果。

(2)Lillie 中性福尔马林固定液配制

| | |
|---|---|
| 甲醛溶液(36% ~ 40%) | 100 mL |
| 蒸馏水 | 900 mL |
| 磷酸二氢钠 | 4 g |
| 磷酸氢二钠 | 6.5 g |

特点:减少组织酸化,有利于细胞核的着色,常用于特殊染色和组织化学染色的固定。

（3）Bouin 固定液配制

| | |
|---|---|
| 苦味酸（Picric acid）饱和液 | 75 mL |
| 甲醛溶液（36%～40%） | 25 mL |
| 冰醋酸 | 5 mL |

特点：渗透速度快，组织收缩性较小，固定后不经水洗直接入70%乙醇脱色（在乙醇中加入数滴氨水能更快地将黄色脱掉），对于切片和染色均有良好的效果。

（4）Carnoy 固定液配制

| | |
|---|---|
| 无水乙醇 | 60 mL |
| 冰醋酸 | 10 mL |
| 氯仿 | 30 mL |

特点：渗透速度快，适宜于尼氏体染色，上述三者临用前混合，预冷 4 ℃后使用，24 h 后固定液失效，固定后的组织可直接入无水乙醇中脱水（换 2 次）。

（5）Zenker 固定液配制

| | |
|---|---|
| 重铬酸钾 | 2.5 mL |
| 氯化汞 | 5 mL |
| 蒸馏水 | 100 mL |

配制此液时先将上述三者混合加热至 40～50 ℃使其溶解，冷却后过滤，棕色瓶中存放，临用前取 95 mL 加冰醋酸或甲醛溶液 5 mL 立即使用。

特点：此液能使细胞核、细胞质染色清晰，但染色时间较长，一般为 12～36 h，固定后的组织必须经流水冲洗 12 h，再经 70%乙醇脱水，加少量的碘液（0.5%）以脱汞。

### 3. 脱水和透明

组织经过固定水洗后含有大量的水分,妨碍了石蜡的浸入,脱水的目的就是借助某些溶剂将组织内的水分脱掉,然后通过一种既能与脱水剂混合又能溶解石蜡的溶剂作为媒介,将脱水剂置换出来称为透明,方便浸蜡过程中石蜡能顺利浸入组织。

组织块在进入包埋剂之前必须经过各级脱水,常用的脱水剂如下。

(1)乙醇(ethanol)

特点:脱水能力强,对组织有较强的收缩和脆化的缺点,将影响组织的切片。为避免这种情况,常经 70%、80%、90%、95%、100% 梯度脱水避免组织的过度收缩,需要注意的是组织块在高浓度的乙醇中停留时间不要太长,否则易造成组织块过度硬化,使切片时组织碎裂。

(2)丙酮(acetone)

特点:脱水能力较乙醇强,对组织的收缩和脆化的缺点要比乙醇更明显,一般很少单独使用丙酮做脱水剂。

(3)正丁醇(n-butyl alcohol)

特点:脱水能力较弱,能与乙醇、石蜡混合,组织块经正丁醇脱水后可直接浸蜡包埋。

(4)叔丁醇(tert-butyl alcohol)

特点:脱水效果比正丁醇较强,可与乙醇、二甲苯混合,既可单独使用,又能与乙醇混合使用,组织块经叔丁醇脱水后可直接浸蜡包埋。

上述脱水剂中乙醇使用最为普遍,其他未列举出来的脱水剂常存在毒性大,价格较高,染料不溶等缺点,故较少使用。

组织脱水后还要经过透明这一过程,目的是使石蜡能渗入到组织中去,达到包埋的支持作用。透明后的组织对光观察呈现不同程度的半透明或透明状态,如果组织脱水不彻底,当组织块浸入透明剂时透明剂立即呈混浊状,组织块也呈不透明状,将影响浸蜡过程中石蜡浸入组织,影响后续切片的制作。因此,在透明之前,必须保证组织脱水彻底,同时控制透明时间,过长组织会变脆。

常用的透明剂如下。

(1)二甲苯(xylene)

特点:透明力强,作用快,易溶于乙醇又能溶解石蜡,是目前常用的一种透明剂,但最大的缺点是容易使组织收缩、变硬、变脆。因此为防止组织收缩、变硬、变脆,常对透明时间加以控制,透明时间在 30 min 左右,中途更换 2～3 次二甲苯,次数的多少和时间的长短以组织的大小、种类和透明剂的新旧等情况具体而定。

(2)苯(benzene)

特点:透明速度较慢但对组织的收缩较小,组织也不易变脆,但毒性较大。

(3)甲苯(toluene)

特点:透明效果与二甲苯相似,但透明速度较二甲苯慢,组织块在甲苯中可滞留 12～24 h,多用于切片染色后的透明。

以上几种透明剂都有毒性,目前还没有找到更好的替代品,所以在操作时应做好防护工作。

### 4. 浸蜡和包埋

将透明过的组织块浸泡在融化的石蜡内进行适当的浸渍过程称为浸蜡。将透明过的组织块按次序分别浸入衡定温度为 60 ℃ 的蜡缸内 1～2 h,具体时间的长短以组织的大小、种类等情况具体而定,时间太长会使组织变硬、变脆。

石蜡充分浸入组织块后即可包埋,包埋的方法很多,视组织块的大小而定,需要注意的是组织块在空气中不能停留太长时间,避免造成组织块表面石蜡凝固与包埋石蜡不能相融。

### 5. 切片

组织经石蜡包埋制作成蜡块后,即可进行切片,切片前须将蜡块修整好,切去组织周围多余的石蜡,蜡块两边必须保持平衡,在组织周围留有 1～2 mm 的石蜡边,保证切出来的蜡带整齐不歪向一边。切好的切片贴在载玻片上之前需要展片。常用的展片方法是将切好的石蜡切片漂浮在温水中自然平整地展开,然后用眼科镊将切片摆正到涂有蛋白甘油的载玻片上,这一过程称为捞片。切片捞起来后在空气中稍稍干燥后即放入 37～60 ℃ 的恒温干燥箱内烘干水分,否则切片在脱蜡或脱水的过程中容易脱落。

蛋白甘油的配制:

| | |
|---|---|
| 新鲜鸡蛋清 | 30 mL |
| 甘油 | 30 mL |
| 麝香草酚 | 少许 |

配制好的蛋白甘油放入冰箱中保存。

## 二、火棉胶切片的制备

火棉胶切片的制作方法与石蜡切片的制作方法大致相同,适用于大块组织如神经组织、眼球、内耳、睾丸等。此法避免了纤维组织和肌肉的过度硬化,有利于保持组织的原有结构,但操作过程太长,不能做连续切片,切片较厚且费用较高。火棉胶切片的制备程序如下。

### 1. 取材、固定

同石蜡切片法。

### 2. 脱水

将组织块经固定和水洗后浸入50%乙醇中6~12 h,即可依次浸入60%、70%、80%、90%、95%、100%乙醇中脱水(6~24 h),脱水时间的长短要根据组织块的大小而定。

### 3. 浸胶

组织块脱水完成后,即可投入1:1的无水乙醇-乙醚混合液中浸泡4~24 h(根据组织块大小定时间,中途更换一次新液),然后按顺序浸入火棉胶(2%、4%、6%、8%)中浸胶各2~3 d甚至一周,最后在浓度较高的火棉胶(12%、15%、20%)中浸胶各一周,浸胶时间视组织块大小而定,组织块越大浸胶时间越长,通常需要2~12个月的时间。

### 4. 包埋

根据组织块的大小做一个纸盒,在纸盒内均匀的涂上一层凡士林油,然后将组织块放入纸盒中,倾倒足量的火棉胶,液面要高于组织。将包埋盒放入玻璃缸中,注意不要盖得过于紧密,待乙醚乙醇缓慢挥发,火棉胶则逐渐硬化。需要注意的是挥发不宜过快,否则会造成火棉胶外面坚硬,内部柔软,给切片造成困难。待火棉胶硬化到手指轻压无指纹,硬度适宜时,即可去掉纸盒,放入70%乙醇中保存。

### 5. 修块

将包埋好的组织块按需要修成合适的大小,并将包埋好的组织块和小木块做成的组织块底座同时浸泡在无水乙醇-乙醚溶液中,待组织块稍溶后即滴少量的火棉胶液将组织包埋块和小木块黏牢,待无水乙醇-乙醚溶液挥发后,浸入80%乙醇硬化,如要保存,可将包埋块放入70%乙醇中保存。

### 6. 切片

用火棉胶切片机切片,切片时将70%乙醇滴在组织块和切片刀上,将切好的切片用毛笔拨入70%乙醇中备染色用。

## 三、苏木精-伊红染色

苏木精-伊红染色法(简称 H-E 染色方法)是组织切片中最常用的染色方法,这种方法的适用范围很广泛,几乎所有的组织都可以用此法染色。无论是用何种固定液固定的材料,何种方法制作的切片,都不影响其染色和观察的效果。经 H-E 染色后,细胞核被苏木精染成蓝紫色,细胞质被伊红染成粉红色,切片能长期保存不变色,是组织学中常用的染色方法之一。

石蜡切片经二甲苯脱蜡后,下行至蒸馏水中待染,具体染色流程简介如下。

## 1.脱蜡

| | |
|---|---|
| (1)二甲苯脱蜡 I | 10~15 min |
| (2)二甲苯脱蜡 II | 10~15 min |
| (3)100%乙醇 I 脱二甲苯 | 1~2 min |
| (4)100%乙醇 II | 1~2 min |
| (5)95%乙醇 | 1~2 min |
| (6)90%乙醇 | 1~2 min |
| (7)80%乙醇 | 1~2 min |
| (8)70%乙醇 | 1~2 min |
| (9)自来水洗 | 1~2 min |
| (10)蒸馏水洗 | 1~2 min |

## 2.染色

| | |
|---|---|
| (1)苏木精浸染 | 10~15 min |
| (2)自来水洗 | 10~15 min |
| (3)1%盐酸乙醇分化 | 3~5 min |
| (4)自来水洗 | 15 min |
| (5)伊红染色 | 1~2 min |

（6）自来水洗（乙醇性伊红可省去此步）　　30 s

（7）蒸馏水洗（同上）　　30 s

### 3. 脱水、透明、封固

（1）70% 乙醇脱水　　30 s

（2）80% 乙醇脱水　　30 s

（3）95% 乙醇 I 脱水　　1～2 min

（4）95% 乙醇 II 脱水　　1～2 min

（5）100% 乙醇 I 脱水　　2～5 min

（6）100% 乙醇 II 脱水　　2～5 min

（7）二甲苯透明 I　　5～10 min

（8）二甲苯透明 II　　5～10 min

（9）中性树脂封片

附：伊红染液和苏木精染液的配制

（1）1% 水溶性伊红染液配制

伊红 Y（eosin Y）　　1 g

蒸馏水　　100 mL

冰醋酸　　10 滴

先将水溶性伊红加入蒸馏水中，用玻璃棒搅拌起泡沫后过滤，冰醋酸在过滤后加入。

（2）1% 酒溶性伊红配制

伊红 Y　　1 g

80% 乙醇　　100 mL

冰醋酸　　10 滴

（3）Ehrlich 苏木精配制

| | |
|---|---|
| 苏木精 | 2 g |
| 95% 乙醇 | 100 mL |

待溶解后加入：

| | |
|---|---|
| 蒸馏水 | 100 mL |
| 纯甘油 | 100 mL |
| 钾明矾 | 3 g |
| 冰醋酸 | 10 mL |

混合后呈浅红色，用纱布将瓶口包好，6～8周后液体颜色变为暗紫红色即为成熟。优点是染色均匀，性能稳定，可长期保存。

（4）Hansen 甲矾苏木精配制

A 液：

| | |
|---|---|
| 苏木精 | 1 g |
| 无水乙醇 | 10 mL |

B 液：

| | |
|---|---|
| 蒸馏水 | 200 mL |
| 甲矾 | 20 g |

C 液：

| | |
|---|---|
| 高锰酸钾 | 1 g |
| 蒸馏水 | 16 mL |

上述三种液体分别溶化后，将 A 液倒入 B 液，再加入 C 液 3 mL 充分搅拌均匀，然后加热煮沸 1 min 后迅速冷却。此液配制好后即可使用，用此液染色细胞核即成蓝色，无须碱化。

（5）Mayer 苏木精配制

A 液：

| | |
|---|---|
| 苏木精 | 2 g |

无水乙醇                              40 mL

B 液：

硫酸铝钾                            100 mL

蒸馏水                               60 mL

碘酸钾                              400 mg

将 A 液与溶解在温水中的硫酸铝钾的 B 液混合煮沸 2 min 后,用蒸馏水补足染液到 600 mL,再加入碘酸钾充分混合。配好的苏木精染液为紫红色,可现配现用。

## 四、特殊染色法

### 1. 神经细胞尼氏体染色法

尼氏体是神经细胞中的一种特殊细胞器,为嗜碱性斑块或颗粒状,存在于细胞质中,在细胞核的周围颗粒较大,近边缘处较小,主要分布于胞体和树突中。主要的染色方法如下。

(1)甲苯胺蓝法

取材:人或动物的脊髓、神经节、脑干和皮质等。

固定:无水乙醇、95% 乙醇或 10% 甲醛均可,以无水乙醇最佳。

经各级乙醇脱水、包埋、切片。

切片经水洗后,投入 50 ℃ 的 1% 甲苯胺蓝水溶液中,置 56 ℃ 暖箱中 15～20 min。

用蒸馏水洗后,用 70%、95% 乙醇分化脱色。

无水乙醇脱水。

二甲苯透明,中性树胶封片。

结果:细胞核呈淡蓝色,尼氏体呈深蓝色,背景呈无色。

(2)硫堇法

取材:人或动物的脊髓、神经节、脑干和皮质等。

固定:无水乙醇、95%乙醇或10%甲醛均可。

经各级乙醇脱水、包埋、切片。

切片经水洗后,投入50℃的0.2%硫堇水溶液中,置56℃暖箱中15～30 min。

用蒸馏水洗后,用70%、95%乙醇分化脱色。

无水乙醇脱水。

二甲苯透明,中性树胶封片。

结果:细胞核呈淡蓝色,尼氏体呈紫蓝色,背景呈无色。

上述两种神经细胞染色方法,其染色的关键不在于染色时间的长短,而是分化脱色的过程是否得当。切片染色后应避光保存,防止感光脱色。

## 2. 神经原纤维染色法

神经原纤维呈细线状,存在于神经元的胞体和突起里面交织成网状,常用还原银染法染色。

(1)Cajal还原银染法

取材:各种幼小实验动物的脊髓和脑。

固定:将组织浸入氨乙醇溶液中24 h(95%乙醇50 mL,氨水5滴)。

水洗:蒸馏水浸泡24 h,中途换水1～2次。

镀染:将组织块浸入1.5%硝酸银溶液中,在37～40℃恒温箱中2～5 d(中间可更换1次)。

用蒸馏水洗 1～2 min。

还原:组织块经蒸馏水洗后放入下列溶液中还原 24 h。

| | |
|---|---|
| 焦性没食子酸 | 1 g |
| 甲醛溶液(30%～38%) | 5 mL |
| 蒸馏水 | 100 mL |

脱水和透明:还原后蒸馏水洗 15 min,经 95%、100% 乙醇脱水各 1 h,入二甲苯透明。

石蜡包埋,切片 5～10 μm,二甲苯脱蜡封固后即可观察,亦可增加下述步骤。

切片脱蜡后经各级乙醇下行入蒸馏水。

入 0.1% 氯化金 30 min,再入 5% 硫代硫酸钠固定 5 min,再经蒸馏水浸洗 6 h。

脱水、透明、封固。

结果:神经原纤维呈棕色。

(2)Ranson 吡啶-硝酸银法

取材:各种幼小实验动物的脊髓和脑。

固定:将组织浸入氨乙醇溶液中 24～48 h(95% 乙醇 100 mL,氨水 1 mL)。

水洗:蒸馏水浸泡 24 h,中途换水 1～2 次。

组织入纯吡啶 24 h,然后入蒸馏水浸泡 24 h,中途更换蒸馏水直至吡啶基本消失。

镀银:将组织块浸入 2% 硝酸银溶液中,在 37 ℃ 恒温箱中 2 d。

还原:组织块经蒸馏水洗后放入下列溶液中还原 24 h,中途更换 1 次。

| | |
|---|---|
| 焦性没食子酸 | 4 g |
| 甲醛溶液（30%～38%） | 5 mL |
| 蒸馏水 | 95 mL |

脱水和透明：还原后蒸馏水洗 15 min，经 95%、100% 乙醇脱水各 1 h，入二甲苯透明。

石蜡包埋，切片 5～10 μm，二甲苯脱蜡封固后即可观察。

结果：胞体和突起呈黄棕色，神经原纤维呈黑色。

# 第二章  脊髓

　　脊髓是中枢神经系统的低级部位，与脑存在着广泛的纤维联系。全长 42～45 cm，位于椎管内，上端在枕骨大孔处与延髓相连，下端在成人约平第 1 腰椎下缘，新生儿可达第 3 腰椎下缘。

　　脊髓呈前后略扁的圆柱形，全长粗细不等，有两处梭形膨大，即上方的颈膨大和下方的腰骶膨大。脊髓下端呈圆锥状，称脊髓圆锥，其下方延续的细丝是软脊膜形成的终丝，止于尾骨的背面，起固定脊髓的作用（图 2-1）。脊髓颈膨大部、颈髓上部、胸髓、腰骶膨大部的切面可作为脊髓的几个阶段性代表。

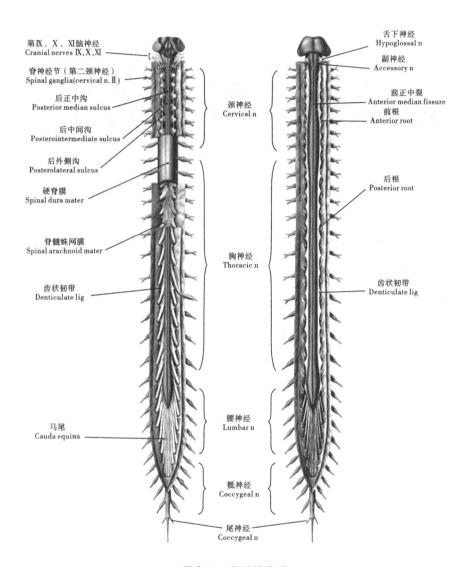

第Ⅸ、Ⅹ、Ⅺ脑神经
Cranial nerves Ⅸ,Ⅹ,Ⅺ

脊神经节（第二颈神经）
Spinal ganglia(cervical n.Ⅱ)

后正中沟
Posterior median sulcus

后中间沟
Posterointermediate sulcus

后外侧沟
Posterolateral sulcus

硬脊膜
Spinal dura mater

脊髓蛛网膜
Spinal arachnoid mater

齿状韧带
Denticulate lig

马尾
Cauda equina

颈神经
Cervicsl n

胸神经
Thoracic n

腰神经
Lumbar n

骶神经
Coccygeal n

舌下神经
Hypoglossal n

副神经
Accessory n

前正中裂
Anterior median fissure

前根
Anterior root

后根
Posterior root

齿状韧带
Denticulate lig

尾神经
Coccygeal n

图 2-1　脊髓的外形

# 第一节 颈膨大部

胎儿颈膨大部切面见图2-2。

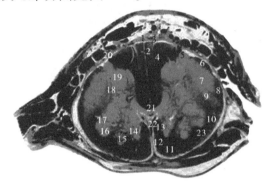

**图2-2 胎儿颈膨大部切面**

1. 后正中沟　posterior median sulcus

2. 薄束　fasciculus gracilis

3. 后中间沟　posterior intermediate sulcus

4. 楔束　fasciculus cuneatus

5. 背外侧束　dorsolateral fasciculus

6. 脊髓小脑后束　posterior spinocerebellar tract

7. 皮质脊髓侧束　lateral corticospinal tract

8. 脊髓小脑前束　anterior spinocerebellar tract

9. 红核脊髓束　rubrospinal tract

10. 脊髓丘脑束　spinothalamic tract

11. 前庭脊髓束　vestibulospinal tract

12. 皮质脊髓前束　anterior corticospinal tract

13. 内侧纵束　medial longitudinal fasciculus

14. 前内侧核　anteromediai nucleus of anterior horn

15. 前外侧核　anterolateral nucleus of anterior horn

16. 后外侧核　posterolateral nucleus of anterior horn

17. 后外侧后核　retroposterolateral nucleus

18. 网状结构　reticular formation

19. 胶状质　substantia gelatinosa

20. 后根　posterior root

21. 灰质后连合　posterior gray commmissure

22. 灰质前连合　anterior gray commmissure

23. 脊髓橄榄束　spinoolivary tract

成人颈膨大部切面见图2-3。

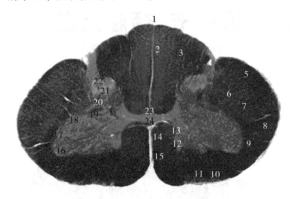

**图2-3　成人颈膨大部切面**

1. 后正中沟　posterior median sulcus

2. 薄束　fasciculus gracilis

3. 楔束　fasciculus cuneatus

4. 背外侧束　dorsolateral fasciculus

5. 脊髓小脑后束　posterior spinocerebellar tract

6. 皮质脊髓侧束　lateral corticospinal tract

7. 红核脊髓束　rubrospinal tract

8. 脊髓小脑前束　anterior spinocerebellar tract

9. 脊髓丘脑束　spinothalamic tract

10. 脊髓橄榄束　spinoolivary tract

11. 前庭脊髓束　vestibulospinal tract

12. 前内侧核　anteromedial nucleus of anterior horn

13. 后内侧核　posteromedial nucleus of anterior horn

14. 内侧纵束　medial longitudinal fasciculus

15. 皮质脊髓前束　anterior corticospinal tract

16. 前外侧核　anterolateral nucleus of anterior horn

17. 后外侧核　posterolateral nucleus

18. 后外侧后核　retroposterolateral nucleus

19. 网状结构　reticular formation

20. 后角固有核　nucleus proprius of posterior horn

21. 胶状质　subastantia gelatinosa

22. 后角边缘核　posteromarginal nucleus

23. 灰质后连合　posterior gray commmissure

24. 灰质前连合　anterior gray commmissure

## 一、概述

脊髓切面至此大大扩展。在周围有前正中裂、前外侧沟和前根、后外侧沟和后根、后正中沟。各沟裂将外围的白质分为前、后、外侧三索,后中间沟将后索分为内侧的薄束和外侧的楔束。在此部灰质和白质的总量都极度增多,横径大,外形呈卵圆形,特别是第7、8颈节。后角较胸髓的扩大,侧角消失,前角向外伸展,灰质连合狭长。在前、后角之间的外侧,网状结构较发达。

## 二、神经元核团

后角尖半月形浅染区是胶状质,由大量密集的小卵圆形及多角形细胞组成。少数后角边缘核的细胞位于胶状质背方。胶状质腹侧,后角固有核细胞较多。在中间带内侧,中央管的外侧,由边界不甚清楚的中、小神经元组成中间内侧核。前角基部内侧缘排列着前角连合核,是一狭细的细胞群,为中等梭形细胞,与前角表层平行排列。

前角运动细胞内侧群较外侧群贫弱,前角运动细胞外侧群在此部和腰骶膨大部最发达。前外侧群和后外侧群是相当大的细胞群,再向背方或可见后外侧后群,后者是支配手肌或足肌的运动细胞。

## 三、纤维束

在脊髓白质内,上、下纵行的纤维束各占一个特定的区域。脊髓中上行和下行的纤维束均见于颈膨大部,薄束位于后索的内侧,传导来自下胸节、腰节和骶节后根传来的冲动;楔束位于其外侧,传导来自上胸节、颈节后根所传来的冲动。后固有束贴靠后角和灰质后连合。

在外侧索中,色深的外侧固有束靠灰质走行,为短的联络纤维。脊髓小脑前、后束在外侧缘处上行,两者之间无明显边界,两者共同传导下肢与躯干下部神经冲动。在脊髓小脑后束和固有束之间的浅区是尚未生髓的皮质脊髓侧束,此区前部染色稍深,可划归为红核脊髓束。脊髓小脑前束的内侧是脊髓丘脑束和顶盖脊髓束。在脊髓小脑前束和前根之间的色浅小区域是脊髓橄榄束。

在前索的前内侧部,靠近前正中裂、前角内侧的色浅区为皮质脊髓前束,此束经过颈节,一般只到中胸节,此束仅见于人及高等猿类,主要支配上肢和颈肌。内侧纵束位于前索的内侧部,靠近前正中裂,此束只见于上颈节,在前索的前缘上有前庭脊髓束。

# 第二节 颈髓上部

胎儿颈髓上部切面见图2-4。

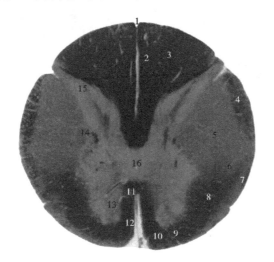

**图2-4 胎儿颈髓上部切面**

1. 后正中沟　posterior median sulcus
2. 薄束　fasciculus gracilis
3. 楔束　fasciculus cuneatus
4. 脊髓小脑后束　posterior spinocerebellar tract
5. 皮质脊髓侧束　lateral corticospinal tract
6. 红核脊髓束　rubrospinal tract
7. 脊髓小脑前束　anterior spinocerebellar tract
8. 脊髓丘脑束　spinothalamic tract
9. 前庭脊髓束　vestibulospinal tract
10. 顶盖脊髓束　tectospinal tract
11. 内侧纵束　medial longitudinal fasciculus
12. 皮质脊髓前束　anterior corticospinal tract
13. 前内侧核　anteromedial nucleus of anterior horn
14. 网状结构　reticular formation
15. 胶状质　subastantia gelatinosa
16. 中央管　central canal

成人颈髓上部切面见图2-5。

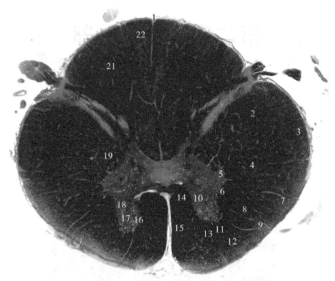

**图2-5 成人颈髓上部切面**

1. 后正中沟 posterior median sulcus

2. 皮质脊髓侧束 lateral corticospinal tract

3. 脊髓小脑后束 posterior spinocerebellar tract

4. 红核脊髓束 rubrospinal tract

5. 侧角 lateral horn

6. 侧固有束 lateral fasciculus proprius

7. 脊髓小脑前束 anterior spinocerebellar tract

8. 脊髓丘脑束 spinothalamic tract

9. 脊髓橄榄束 spinoolivary tract

10. 后内侧核 posteromedial nucleus of anterior horn

11. 前固有束 anterior fasciculus proprius

12. 前庭脊髓束 vestibulospinal tract

13. 顶盖脊髓束 tectospinal tract

14. 内侧纵束 medial longitudinal fasciculus

15. 皮质脊髓前束 anterior corticospinal tract

16. 前内侧核 anteromedial nucleus of anterior horn

17. 前外侧核 anterolateral nucleus of anterior horn

18. 后外侧核 posterolateral nucleus of anterior horn

19. 网状结构 reticular formation

20. 胶状质 subastantia gelatinosa

21. 楔束 fasciculus cuneatus

22. 薄束 fasciculus gracilis

## 一、概述

颈髓上部切面较颈膨大部为小,呈卵圆形。在颈膨大部可看的沟裂以及前、外侧和后索在此部也可清晰地辨认。相对于颈膨大部,在此部灰质量减少,但白质量增加,白质总量远多于灰质。后角细长,前角较宽。网状结构增多,明显。

## 二、神经元核团

后角尖的胶状质面积较大,在第 1 颈节与三叉神经脊束核相连。胶状质接受纤细的传导伤害性和温度的后根纤维,但它不是痛觉通路上的第一个突触地点。

前角运动细胞区分为内、外侧两大群,内侧群较发达,分为前内侧柱和后内侧柱,其中前内侧柱在颈 1、2、4 节最为明显,后内侧柱较小。

前角中部一些大多角形神经元属副神经核,位于颈 1~5(6) 前角内,此核的下部位于前角的外侧部,上至第 1 颈节则居后内侧细胞柱的外侧。

## 三、纤维束

后索面积增大,薄束占据内侧,楔束占据外侧。

外侧索内、外侧固有束紧靠灰质。脊髓小脑后、前束居外侧缘,染色深。脊髓小脑后束内侧宽阔的浅染区是皮质脊髓侧束,在此节段是锥体束纤维在延髓下部交叉后汇聚而成。此束的前外侧是红核脊髓束。脊髓丘脑束和脊髓顶盖束位于红核脊髓束的前方,脊髓小脑前束的内侧。

前索的前缘上有前庭脊髓束。前固有束色深,包绕灰质,它的内侧近前正中裂沟底处有内侧纵束。

颈髓上部损伤,四肢出现上运动神经元瘫痪,伴有膈肌麻痹,呼吸急促而表浅。病变平面以下,全部感觉消失。呈高张力型膀胱功能障碍(尿失禁)。

# 第三节 胸 髓

胎儿胸髓切面见图2-6。

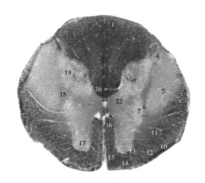

**图2-6 胎儿胸髓切面**

1. 薄束　fasciculus gracilis
2. 楔束　fasciculus cuneatus
3. 后根　posterior root
4. 背外侧束　dorsolateral fasciculus
5. 皮质脊髓侧束　lateral corticospinal tract
6. 侧固有束　lateral fasciculus proprius
7. 侧角　lateral horn
8. 红核脊髓束　rubrospinal tract
9. 脊髓小脑后束　posterior spinocerebellar tract
10. 脊髓小脑前束　anterior spinocerebellar tract
11. 脊髓丘脑束　spinothalamic tract
12. 脊髓橄榄束　spinoolivary tract
13. 前固有束　anterior fasciculus proprius
14. 前庭脊髓束　vestibulospinal tract
15. 皮质脊髓前束　anterior corticospinal tract
16. 内侧纵束　medial longitudinal fasciculus
17. 前角　anterior horn
18. 网状结构　reticular formation
19. 胶状质　subastantia gelatinosa
20. 后固有束　posterior fasciculus proprius
21. 灰质后连合　posterior gray commissure
22. 胸核　nucleus thoracicus
23. 灰质前连合　anterior gray commissure

成人胸髓切面见图2-7。

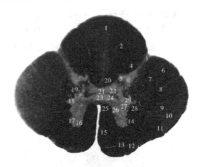

图2-7 成人胸髓切面

1. 薄束　fasciculus gracilis

2. 楔束　fasciculus cuneatus

3. 后根　posterior root

4. 背外侧束　dorsolateral fasciculus

5. 胶状质　subastantia gelatinosa

6. 脊髓小脑后束　posterior spinocerebellar tract

7. 皮质脊髓侧束　lateral corticospinal tract

8. 红核脊髓束　rubrospinal tract

9. 脊髓丘脑束　spinothalamic tract

10. 脊髓小脑前束　anterior spinocerebellar tract

11. 脊髓橄榄束　spinoolivary tract

12. 前庭脊髓束　vestibulospinal tract

13. 顶盖脊髓束　tectospinal tract

14. 前固有束　anterior fasciculus proprius

15. 皮质脊髓前束　anterior corticospinal tract

16. 前内侧核　anteromedial nucleus of anterior horn

17. 前外侧核　anterolateral nucleus of anterior horn

18. 侧角　lateral horn

19. 网状结构　reticular formation

20. 后固有束　posterior fasciculus proprius

21. 灰质后连合　posterior gray commissure

22. 胸核　nucleus thoracicus

23. 灰质前连合　anterior gray commissure

24. 中间内侧核　intermediomedial nucleus

25. 内侧纵束　medial longitudinal fasciculus

26. 后内侧核　posteromedial nucleus of anterior horn

27. 后外侧核　posterolateral nucleus of anterior horn

28. 侧固有束　lateral fasciculus proprius

29. 中间外侧核　intermediomediolateral nucleus

## 一、概述

胸髓横切片,其面积小于颈、腰骶膨大部,略呈圆形。在周围有前正中裂,前外侧沟和前根,后外侧沟和后根,后正中沟。各沟裂将外围的白质分为前、后、外侧三索。切面中央可见中央管,围绕中央管是色浅的灰质,形如英文字母"H"。中央管前、后的灰质分别称为灰质前连合和灰质后连合,连接两侧的灰质,因灰质前、后连合位于中央管周围,又称中央灰质。每侧的灰质前部扩大为前角或前柱;后部狭细为后角或后柱,两者之间可见向外伸出尖锐的侧角或侧柱,这是胸髓的特点之一。

## 二、神经元核团

胸髓灰质含量较少,前、后角均很细弱,但有明显的侧角。

后角尖部着色浅淡的胶状质切面形态如尖帽状,由密集的小细胞组成,呈卵圆形或多角形,细胞质少,占脊髓全长。

位于后角基部内侧区的一个明显细胞群是胸核,也称背核,此核周界明确,含大多极或圆形细胞,泡沫细胞核呈偏心位,胞质内有粗大的尼氏体,多分布于胞质的周边。胸核位于胸髓和上腰髓,在第10~12胸髓节段最发达。胸核是脊髓小脑后束的起始核。

中间内侧核位于中间带内侧部、中央管外侧,含小型和中型细胞,呈三角形,是一团边界不清、排列疏松的核团,见于脊髓全长。

中间外侧核在中间带外侧,占据侧角。中间外侧核为中等大多极细胞,呈梭形或卵圆形,胞质内有细小尼氏体。中间外侧核起自第 8 颈髓下段,向下延续至第 2 或第 3 腰髓节段,是交感节前神经元,属内脏运动神经元,它们的轴突经前根和脊神经进入交感干。

前角运动细胞分为内侧群和外侧群,支配背部固有肌;外侧群在胸节细胞较小,支配肋间肌和前外侧腹肌。

## 三、纤维束

### 1. 后根的脊髓部和背外侧束

后根内侧部粗纤维的升支在后索中上升数节,其中若干纤维形成薄束和楔束。

后根外侧部由细有髓纤维和无髓纤维组成,从后角后方进入脊髓背外侧束。背外侧束是胶状质细胞的阶段间通路。

### 2. 后索

后索内长距离传导束有薄束和楔束,它们是上行传导本体感觉、精细和辨别性触觉的纤维束。

薄束位于后索的内侧,楔束位于其外侧。薄束主要传导来自下肢和躯干下段的冲动。见于脊髓全长,在骶、腰和下胸髓,几乎占后索全部,至上胸髓($T_{4\sim5}$)以上;楔束自 $T_{4\sim5}$ 以上逐渐显著,主要传导来自躯干上段、上肢和颈部的冲动。

薄束和楔束的神经元胞体在脊神经节中,它们的周围突连接肌梭、腱器官、关节和皮肤的感受器,中枢突经后根内侧束进入后索,升支组成薄束和楔束,分别到达延髓的薄束核和楔束核。

脊髓内除上行的感觉传导束和下行的运动传导束外,还有短距离的纤维束即固有束,它们联系脊髓的不同节段,对脊髓的反射活动起重要作用。固有束均位于灰质的邻近,分别称为前、侧及后固有束。

### 3. 外侧索

脊髓小脑后束位于外侧索的外缘后部。此束发自同侧的背核,见于第2、3腰髓以上节段。此束传导来自肌梭、腱器官及触、压觉感受器的信息。

脊髓小脑前束位于外侧索外缘、脊髓小脑后束的前方。纤维仅来自中胸节以下,传导下肢和躯干下部的冲动,它的起始细胞在人类未能证实。

脊髓丘脑束位于脊髓小脑前束的内侧,并向前内侧分散在前索的中间横带内,与相邻纤维束的位置有重叠。脊髓丘脑束的纤维呈"内加"式分层定位排列,即传导骶部信息的纤维位于最外侧,传导颈部的纤维位于最内侧,自外向内依次为骶、腰、胸、颈各部。脊髓丘脑束传导痛、温、触、压等浅感觉。当一侧脊髓丘脑束损伤时,损伤平面对侧1~2节以下的区域出现痛、温觉的减退或消失。

脊髓顶盖束位于外侧索前部近边缘处,与脊髓丘脑束伴行。此束纤维交叉后上行于前外侧索的浅部,经延髓、脑桥至中脑,止于上丘的深层及中央灰质外侧区。

皮质脊髓侧束位于脊髓小脑后束的内侧,在脊髓外侧索后部下行,直达骶髓。此束内纤维排列由内向外,依次为到颈、胸、腰、骶去的纤维。

红核脊髓束位于皮质脊髓侧束前方。此束起自中脑的红核,交叉后至对侧,在脊髓外侧索内下行。此束对支配屈肌的运动神经元有较强的兴奋作用,它与皮质脊髓束一起对肢体远端肌肉运动发挥重要影响。

脊髓橄榄束位于脊髓小脑前束的前方,前根的外侧。此束形体在胸髓甚小,发自后角细胞,越过白质前连合,至对侧上行,至于延髓下橄榄内侧副核。

### 4. 前索

皮质脊髓前束在前索最内侧下行,大多数纤维经白质前连合交叉终于对侧前角细胞,部分纤维始终不交叉而终止于同侧前角细胞。此束仅存在于脊髓中胸部以上。

前庭脊髓束起自前庭外侧核,在同侧前索外侧部下行。此束见于脊髓全长,主要兴奋躯干和肢体的伸肌,在调节身体平衡中起重要作用。

顶盖脊髓束起自中脑上丘,向腹侧行,于中脑水管周围灰质腹侧经被盖背侧交叉越边,在前索前内侧下行,至于颈髓灰质。此束兴奋对侧颈肌,抑制同侧颈肌活动。

胸髓是脊髓中最长的部分,也是发生病变最多的部位。胸髓损伤主要表现为胸腹部神经根痛及束带感。如病变在上胸节($T_{2\sim4}$),则肋间神经痛为上胸部及肩带区;如在中胸节($T_{5\sim8}$),则神经根痛在下胸部及上腹部;如在下胸节($T_{9\sim12}$),则神经根痛在下腹部或臀部。病变平面以下,感觉减退或消失。

# 第四节 腰骶膨大部

胎儿腰骶膨大部切面见图2-8。

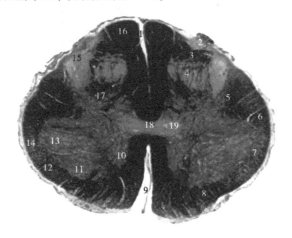

**图2-8 胎儿腰骶膨大部切面**

1. 后正中沟 posterior median sulcus

2. 后根 posterior root

3. 后角边缘核 posteromarginal nucleus

4. 胶状质 substantia gelatinosa

5. 皮质脊髓侧束 lateral corticospinal tract

6. 红核脊髓束 rubrospinal tract

7. 侧固有束 lateral fasciculus proprius

8. 前固有束 anterior fasciculus proprius

9. 前正中裂 anterior median fissure

10. 前内侧核 anteromedial nucleus of anterior horn

11. 前外侧核 anterolateral nucleus of anterior horn

12. 脊髓丘脑束 spinothalamic tract

13. 后外侧核 posterolateral nucleus

14. 脊髓小脑前束 anterior spinocerebellar tract

15. 背外侧束 dorsolateral fasciculus

16. 薄束 fasciculus gracilis

17. 后角固有核 nucleus proprius of posterior horn

18. 中央管 central canal

19. 中间内侧核 intermediomedial nucleus

成人腰骶膨大部切面见图2-9。

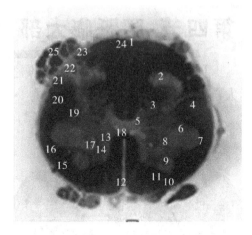

**图2-9　成人腰骶膨大部切面**

1. 后正中沟　posterior median sulcus

2. 胶状质　substantia gelatinosa

3. 后角固有核　nucleus proprius of posterior horn

4. 红核脊髓束　rubrospinal tract

5. 中央内侧核　central midial nucleus

6. 后外侧后核　retroposterolateral nucleus

7. 侧固有束　lateral fasciculus proprius

8. 后外侧核　posterolateral nucleus

9. 前外侧核　anterolateral nucleus of anterior horn

10. 前外侧沟　anterolateral sulcus

11. 前固有束　anterior fasciculus proprius

12. 前正中裂　anterior median fissure

13. 后内侧核　posteromedial nucleus of anterior horn

14. 前内侧核　anteromedial nucleus of anterior horn

15. 脊髓小脑前束　anterior spinocerebellar tract

16. 脊髓丘脑束　spinothalamic tract

17. 中央核　central nucleus

18. 白质前连合　anterior white commissure

19. 网状核　reticular nucleus

20. 皮质脊髓侧束　lateral corticospinal tract

21. 背外侧束　dorsolateral fasciculus

22. 后角边缘核　posteromarginal nucleus

23. 后根　posterior root

24. 薄束　fasciculus gracilis

25. 脊神经根　spinal root

## 一、概述

与胸髓横切片比较,腰骶膨大部的脊髓横切面扩大,形状近似四边形。在其周围有前正中裂,前外侧沟和前根,后外侧沟和后根,后正中沟。各沟裂将外围的白质分为前、后、外侧三索。在此部灰质的量增多,胶状质粗大,灰质连合宽厚;白质的量接近最少。前角向外拓展,外侧群发达;后角宽大。网状结构不明显。

## 二、神经元核团

后角边缘核位于后角尖部浅层,薄而边界不清楚,呈弧形,与白质相邻,它接受后根的纤维。

后角固有核位于后角胶状质前部,由大梭形及少数大多角形细胞组成。此核的细胞大小有很大差别,在脊髓的全长都有,但以腰、骶髓最多,在胸髓最少。

中间内侧核位于中间带内侧部,中央管的外侧,占脊髓全长。此核可能接受内脏传入纤维,并传递至内脏运动神经元。

在前角中,内侧群不发达,有前内侧群,无后内侧群;外侧细胞群发达,外侧细胞群支配下肢的肌肉。前角连合核位于前角基部内缘。

## 三、纤维束

在腰骶膨大部脊髓节段中,后索减小,仅有薄束,后角外围的有背外侧束。

外侧索薄弱,外侧缘后部无脊髓小脑后束,浅染的皮质脊髓侧束和红核脊髓束靠贴边缘。此区向前的外侧缘上仍有色深的脊髓小脑前束,它的内侧和前内侧有脊髓丘脑束。

前索内前固有束围绕前角。

腰骶膨大部损伤,下肢出现下运动神经元瘫痪,肌萎缩,足下垂。损伤平面以下各种感觉减退或消失。大小便由潴留变为失禁。

# 第三章　延　髓

　　脑干自下而上由延髓、脑桥和中脑 3 部分组成,上接间脑,下续脊髓,背面与小脑相连。延髓、脑桥和小脑之间围成的室腔为第四脑室。脑干表面附有第Ⅲ～Ⅻ对脑神经根。

　　自延髓下部到中脑上部的各取材部位可作为脑干的几个阶段性代表(图 3-1,图 3-2)。

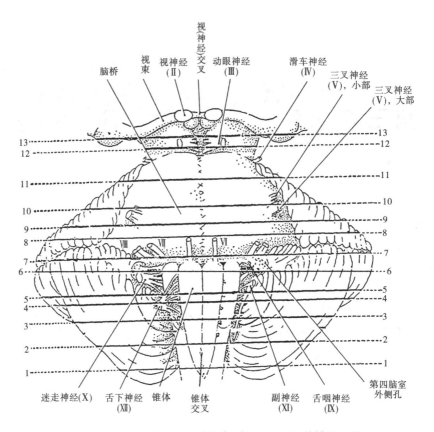

**图 3-1　脑干正中矢状面的轮廓,指明 1 至 13 的横切位置**

1. 锥体交叉
2. 丘系交叉
3. 橄榄下部
4. 橄榄中下部
5. 橄榄中部
6. 橄榄上部
7. 脑桥下部
8. 脑桥中下部
9. 脑桥中部
10. 脑桥中上部
11. 脑桥上部
12. 下丘
13. 上丘

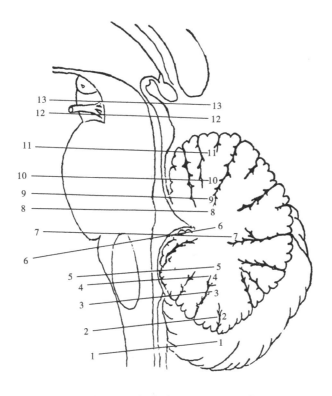

**图 3-2　脑干侧面轮廓,指明 1 至 13 的横切位置**

1. 锥体交叉
2. 丘系交叉
3. 橄榄下部
4. 橄榄中下部
5. 橄榄中部
6. 橄榄上部
7. 脑桥下部
8. 脑桥中下部
9. 脑桥中部
10. 脑桥中上部
11. 脑桥上部
12. 下丘
13. 上丘

延髓腹侧面有与脊髓相同的前正中裂,裂的上部两侧有一对纵行隆起,称为锥体,内有皮质脊髓束通过。其大部分纤维在锥体的下部左右交叉,构成锥体交叉。延髓腹侧面连有舌咽神经、迷走神经、副神经、舌下神经(图3-3)。

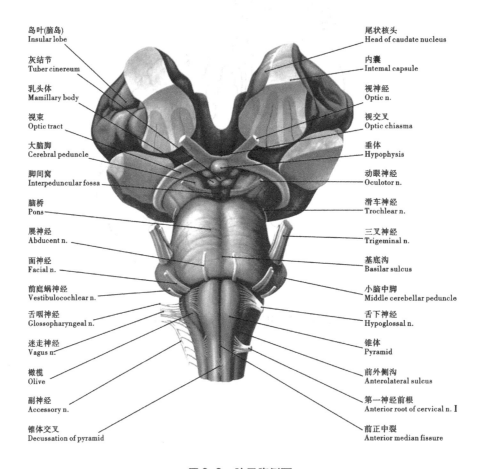

岛叶(脑岛)
Insular lobe

灰结节
Tuber cinereum

乳头体
Mamillary body

视束
Optic tract

大脑脚
Cerebral peduncle

脚间窝
Interpeduncular fossa

脑桥
Pons

展神经
Abducent n.

面神经
Facial n.

前庭蜗神经
Vestibulocochlear n.

舌咽神经
Glossopharyngeal n.

迷走神经
Vagus n.

橄榄
Olive

副神经
Accessory n.

锥体交叉
Decussation of pyramid

尾状核头
Head of caudate nucleus

内囊
Internal capsule

视神经
Optic n.

视交叉
Optic chiasma

垂体
Hypophysis

动眼神经
Oculotor n.

滑车神经
Trochlear n.

三叉神经
Trigeminal n.

基底沟
Basilar sulcus

小脑中脚
Middle cerebellar peduncle

舌下神经
Hypoglossal n.

锥体
Pyramid

前外侧沟
Anterolateral sulcus

第一神经前根
Anterior root of cervical n. I

前正中裂
Anterior median fissure

图3-3　脑干腹侧面

在延髓背面下部,脊髓的薄、楔束向上延伸,分别扩展为膨隆的薄束结节和楔束结节,其深面有薄束核和楔束核,它们是薄、楔束终止的核团。在此处,第四脑室下界呈"V"形,其尖端称闩(shuān),与第四脑室脉络组织相连。在楔束结节的外上方有隆起

的小脑下脚,由进入小脑的神经纤维构成,并成为第四脑室侧界的
一部分(图3-4)。

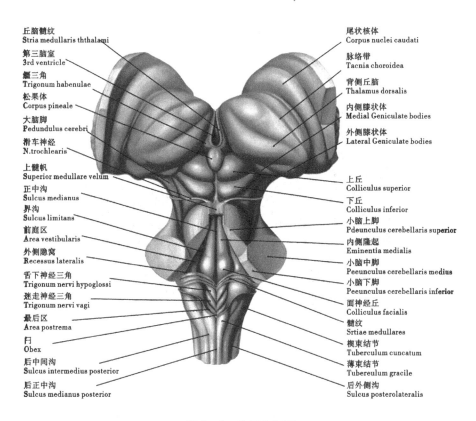

丘脑髓纹
Stria medullaris ththalami

第三脑室
3rd ventricle

韁三角
Trigonum habenulae

松果体
Corpus pineale

大脑脚
Pedundulus cerebri

滑车神经
N.trochlearis

上髓帆
Superior medullare velum

正中沟
Sulcus medianus

界沟
Sulcus limitans

前庭区
Area vestibularis

外侧隐窝
Recessus lateralis

舌下神经三角
Trigonum nervi hypoglossi

迷走神经三角
Trigonum nervi vagi

最后区
Area postrema

闩
Obex

后中间沟
Sulcus intermedius posterior

后正中沟
Sulcus medianus posterior

尾状核体
Corpus nuclei caudati

脉络带
Tacnia choroidea

背侧丘脑
Thalamus dorsalis

内侧膝状体
Medial Geniculate bodies

外侧膝状体
Lateral Geniculate bodies

上丘
Colliculus superior

下丘
Colliculus inferior

小脑上脚
Pdeunculus cerebellaris superior

内侧隆起
Eminentia medialis

小脑中脚
Peeunculus cerebellaris medius

小脑下脚
Peeunculus cerebellaris inferior

面神经丘
Colliculus facialis

髓纹
Srtiae medullares

楔束结节
Tuberculum cuncatum

薄束结节
Tubereulum gracile

后外侧沟
Sulcus posterolateralis

图3- 4 脑干背侧面

# 第一节 锥体交叉部

胎儿锥体交叉部切面见图 3-5。

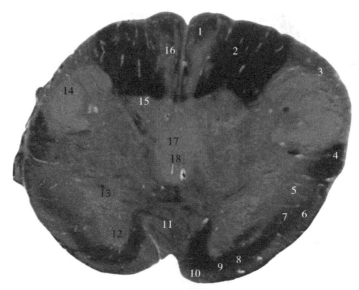

**图 3-5 胎儿锥体交叉部切面**

1. 薄束　fasciculus gracilis
2. 楔束　fasciculus cuneatus
3. 三叉神经脊束　spinal tract of trigeminal nerve
4. 脊髓小脑后束　posterior spinocerebellar tract
5. 红核脊髓束　rubrospinal tract
6. 脊髓小脑前束　anterior spinocerebellar tract
7. 脊髓丘脑束　spinothalamic tract
8. 脊髓橄榄束　spinoolivary tract
9. 前庭脊髓束　vestibulospinal tract
10. 锥体束　pyramidal tract
11. 锥体交叉　decussation of pyramid
12. 前角　anterior horn
13. 副神经核　accessory nucleus
14. 三叉神经脊束核　spinal nucleus of trigeminal nerve
15. 楔束核　cuneate nucleus
16. 薄束核　gracile nucleus
17. 中央灰质　central gray
18. 中央管　central canal

成人锥体交叉部切面见图3-6。

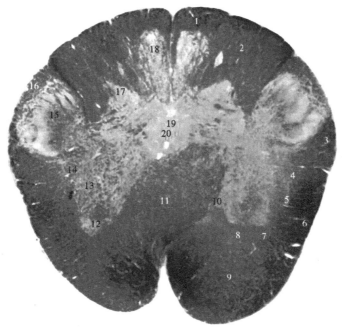

**图3-6 成人锥体交叉部切面(左上)**

1. 薄束 fasciculus gracilis

2. 楔束 fasciculus cuneatus

3. 脊髓小脑后束 posterior spinocerebellar tract

4. 红核脊髓束 rubrospinal tract

5. 脊髓丘脑束 spinothalamic tract

6. 脊髓小脑前束 anterior spinocerebellar tract

7. 脊髓橄榄束 spinoolivary tract

8. 前庭脊髓束 vestibulospinal tract

9. 锥体束 pyramidal tract

10. 内侧纵束 medial longitudinal fasciculus

11. 锥体交叉 decussation of pyramid

12. 脊髓上核 supraspinal nucleus

13. 副神经核 accessory nucleus

14. 网状结构 reticular formation

15. 三叉神经脊束核 spinal nucleus of trigeminal nerve

16. 三叉神经脊束 spinal tract of trigeminal nerve

17. 楔束核 cuneate nucleus

18. 薄束核 gracile nucleus

19. 中央灰质 central gray

20. 中央管 central canal

## 一、概述

从外周形态上看,此节段与脊髓尚无大变化,向前正中裂方向倾斜,前外侧沟平浅,二者之间是锥体的下端;后外侧沟仍可辨认,但已无后根;后中间沟明显,它的内外侧分别有薄束结节和楔束结节。而脊髓灰、白质形象至此大变,巨大的纤维束交叉——锥体交叉将灰质冲开,仅残存小部分前角,中央管周围灰质变成中央灰质,胶状质被三叉神经脊束核取代,且形体增大。

## 二、锥体交叉

锥体交叉是此部最显著的结构,下行的锥体束纤维,自腹侧交替越边,形成锥体交叉,至背外侧折向下行,进入脊髓外侧索后部,即皮质脊髓侧束。一些不交叉的纤维原位下行,进入脊髓前索,沿正中裂行走,即皮质脊髓前束。

## 三、后索的变迁

薄束中央出现的神经核,为薄束核;楔束的前方也显露楔束核,二束的纤维分别开始陆续止于二核。这是躯干和四肢本体感觉和精细触觉通路上的中继核。

## 四、灰质

在锥体交叉的前外方残存部分前角。前角前部存在一些前角运动细胞,称脊髓上核;后部的一些运动细胞属副神经核,副神经根横向外突出。锥体交叉外方的灰白质交杂区是网状结构。中央管周围的灰质至此改称中央灰质。在相当于脊髓胶状质的位置,出现了三叉神经脊束核,但体积明显增大,内含密集的小型神经元,此核是一个相当长的细胞柱,下极至颈髓上端,上极至脑桥中下部。

## 五、纤维束

后索处仍可见薄束、楔束。在相当于脊髓背外侧束的位置,由三叉神经脊束占据,它是由三叉神经根的降支组成,传导头面部的痛、温觉,止于其内侧的三叉神经脊束核。外侧缘处有着色深重的脊髓小脑前、后束,后束横向略增宽,切面呈三角形,它的内侧是色浅的红核脊髓束。红核脊髓束的前方有脊髓丘脑束,此时脊髓顶盖束汇入脊髓丘脑束上行。三叉神经脊束核发出的纤维交叉至对侧脊髓丘脑束附近上行,为三叉丘脑束(三叉丘系),边界不易确认。脊髓橄榄束在脊髓小脑前束前内方的浅区内。前角周围仍有色深的固有束。前正中裂两侧出现锥体束,把原在前索的纤维束挤向外侧和背侧。在锥体束的背外方,自后向前外依次有内侧纵束、顶盖脊髓束和前庭脊髓束。

# 第二节 丘系交叉

胎儿丘系交叉切面见图3-7。

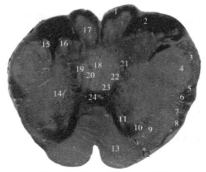

**图3-7　胎儿丘系交叉切面**

1. 薄束　fasciculus gracilis

2. 楔束　fasciculus cuneatus

3. 三叉神经脊束　spinal tract of trigeminal nerve

4. 三叉神经脊束核　spinal nucleus of trigeminal nerve

5. 脊髓小脑后束　posterior spinocerebellar tract

6. 红核脊髓束　rubrospinal tract

7. 脊髓丘脑束　spinothalamic tract

8. 脊髓小脑前束　anterior spinocerebellar tract

9. 脊髓橄榄束　spinoolivary tract

10. 前庭脊髓束　vestibulospinal tract

11. 内侧副橄榄核　medial accessory olivary nucleus

12. 弓状核　arcuate nucleus

13. 锥体束　pyramidal tract

14. 疑核　ambiguus nucleus

15. 楔束副核　accessory cuneate nucleus

16. 楔束核　cuneate nucleus

17. 薄束核　gracile nucleus

18. 连合核　commissural nucleus

19. 孤束及孤束核　solitary fasciculus and nucleus

20. 中央灰质　central gray

21. 内弓状纤维　internal arcuate fibers

22. 迷走神经背核　dorsal nucleus of vagus nerve

23. 舌下神经核　hypoglossal nucleus

24. 内侧丘系交叉　decussation of medial lemniscus

成人丘系交叉切面见图3-8。

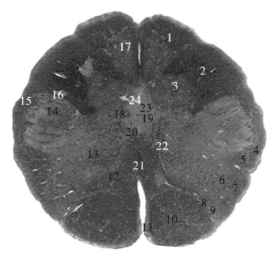

**图3-8 成人丘系交叉切面**

1. 薄束 fasciculus gracilis

2. 楔束 fasciculus cuneatus

3. 楔束核 cuneate nucleus

4. 脊髓小脑后束 posterior spinocerebellar tract

5. 红核脊髓束 rubrospinal tract

6. 脊髓丘脑束 spinothalamic tract

7. 脊髓小脑前束 anterior spinocerebellar tract

8. 脊髓橄榄束 spinoolivary tract

9. 前庭脊髓束 vestibulospinal tract

10. 锥体束 pyramidal tract

11. 弓状核 arcuate nucleus

12. 内侧副橄榄核 medial accessory olivary nucleus

13. 疑核 ambiguus nucleus

14. 三叉神经脊束核 spinal nucleus of trigeminal nerve

15. 三叉神经脊束 spinal tract of trigeminal nerve

16. 楔束副核 accessory cuneate nucleus

17. 薄束核 gracile nucleus

18. 孤束及孤束核 solitary fasciculus and nucleus

19. 迷走神经背核 dorsal nucleus of vagus nerve

20. 舌下神经核 hypoglossal nucleus

21. 内侧丘系交叉 decussation of medial lemniscus

22. 内弓状纤维 internal arcuate fibers

23. 中央灰质 central gray

24. 连合核 commissural nucleus

## 一、概述

在外观和内部结构上，从脊髓到延髓是逐渐过渡的，其间并无明显分界，在此节段锥体交叉消失，原位出现内侧丘系交叉。前角完全消失，出现内侧下橄榄副核。周围结构无明显变化。前正中裂又转为矢状位的深沟，裂的两旁是隆起的锥体，它的外侧有前外侧沟，舌下神经根丝自此外出。后正中沟增宽，后中间沟明显。后正中沟两侧薄束结节和楔束结节明显增大，其深面是薄束核和楔束核。

## 二、后索核和内侧丘系交叉

在薄束和楔束中出现的核团分别称为薄束核及楔束核，统称为后索核。大脑皮质以定位方式且主要交叉投射到后索核，自躯体感觉皮质上肢区发出的纤维，止于楔束核；起自下肢区的，止于薄束核。

自后索核发出的有髓纤维行于中央灰质的腹外侧，称内弓状纤维。它们继而在中央管腹侧越边（即内侧丘系交叉），至锥体束的背侧折行向上，组成内侧丘系。内侧丘系的纤维行经脑干，止于丘脑腹后外侧核。内侧丘系传递对侧躯干和上、下肢的意识性本体感觉和精细触觉，传递躯干下部和下肢感觉的纤维，由薄束核发出，在延髓行于该系的腹侧部；而传递躯干上部和上肢感觉的纤维，由楔束核发出，在延髓行于该系的背侧部。

在楔束核的外侧有一大群细胞称为楔束副核，核内细胞形态与胸核相似。

## 三、中央灰质

内弓状纤维为中央灰质的边界。中央管稍大并向背侧移位，前后纵长。它的前方，中线两旁或可见一团大型多角细胞，是舌下神经核的下端。在舌下神经核的背方是迷走神经背核的下端。在它的后方有一小束下行纤维的横截面是孤束。孤束核在此水平左右两侧可在中央管背方连接，即连合核。

## 四、纤维束

位于后索的薄、楔束体积减小。在楔束的前外方是下行的三叉神经脊束，其下端可远抵第 2 颈髓平面，此系传导头面部痛、温觉的一级传导束，止于三叉神经脊束核。脊髓小脑后束在三叉神经脊束的前方，开始逐渐向后方移动，向上入小脑下脚。脊髓小脑后束内侧为红核脊髓束。脊髓小脑前束为后束的前邻。它的内侧是脊髓丘脑束，内附脊髓顶盖束。三叉丘脑束散在脊髓丘脑束内侧，脊髓小脑前束前方。体积大的锥体束居前正中裂两侧，其背方与内侧橄榄副核之间有内侧纵束和顶盖脊髓束，前庭脊髓束被推到下橄榄核的背面。

# 第三节 橄榄下部

胎儿橄榄下部切面见图3-9。

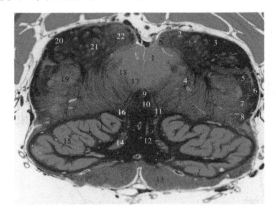

**图 3-9　胎儿橄榄下部切面**

1. 中央灰质　central gray
2. 薄束　fasciculus gracilis
3. 楔束　fasciculus cuneatus
4. 内弓状纤维　internal arcuate fibers
5. 三叉神经脊束　spinal tract of trigeminal nerve
6. 脊髓小脑后束　posterior spinocerebellar tract
7. 脊髓丘脑束　spinothalamic tract
8. 脊髓小脑前束　anterior spinocerebellar tract
9. 内侧纵束　medial longitudinal fasciculus
10. 顶盖脊髓束　tectospinal tract
11. 舌下神经根　root of hypoglossal nerve
12. 内侧丘系　medial lemniscus
13. 锥体束　pyramidal tract
14. 内侧副橄榄核　medial accessory olivary nucleus
15. 下橄榄核主核　principal inferior olivary nucleus
16. 背侧副橄榄核　dorsal accessory olivary nucleus
17. 舌下神经核　hypoglossal nucleus
18. 迷走神经背核　dorsal nucleus of vagus nerve
19. 三叉神经脊束核　spinal nucleus of trigeminal nerve
20. 小脑下脚　inferior cerebellar peduncle
21. 楔束核　cuneate nucleus
22. 薄束核　gracile nucleus

成人橄榄下部切面见图3-10。

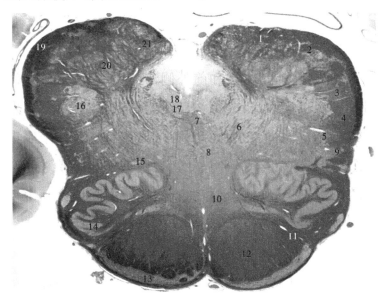

图3-10 成人橄榄下部切面

1. 薄束 fasciculus gracilis
2. 楔束 fasciculus cuneatus
3. 三叉神经脊束 spinal tract of trigeminal nerve
4. 脊髓小脑后束 posterior spinocerebellar tract
5. 脊髓丘脑束 spinothalamic tract
6. 内侧纵束 medial longitudinal fasciculus
7. 内弓状纤维 internal arcuate fibers
8. 顶盖脊髓束 tectospinal tract
9. 脊髓小脑前束 anterior spinocerebellar tract
10. 内侧丘系 medial lemniscus
11. 舌下神经根 root of hypoglossal nerve
12. 锥体束 pyramidal tract
13. 弓状核 arcuate nucleus
14. 下橄榄核主核 principal inferior olivary nucleus
15. 背侧副橄榄核 dorsal accessory olivary nucleus
16. 三叉神经脊束核 spinal nucleus of trigeminal nerve
17. 舌下神经核 hypoglossal nucleus
18. 迷走神经背核 dorsal nucleus of vagus nerve
19. 小脑下脚 inferior cerebellar peduncle
20. 楔束核 cuneate nucleus
21. 薄束核 gracile nucleus

## 一、概述

切片的腹侧有前正中裂和前外侧沟,舌下神经根从前外侧沟出脑,背侧有后正中沟、后外侧沟。在延髓橄榄的深方,新出现一个巨大多皱呈囊袋状的灰质团块,称下橄榄核簇。位于后正中沟两侧的楔束核和薄束核有较明显增大,楔束核与橄榄之间有三叉神经脊束核,在三叉神经脊束核和下橄榄核之间可见到由大型运动神经元组成的疑核。

## 二、下橄榄核簇

下橄榄核簇位于锥体束的背外侧,由三部分组成:①下橄榄核簇主核位于橄榄深方呈囊袋形。②内侧副橄榄核沿主核腹侧纵向延伸。③背侧副橄榄核沿主核背侧横向延伸。此核簇发出橄榄小脑纤维越过中线,形成内弓状纤维的一部分,行至三叉神经脊束及核的浅方,楔束的前外方,向上进入小脑下脚。

## 三、后索核

在薄束和楔束中出现的核团分别称为薄束核和楔束核,统称为后索核。自锥体交叉阶段向上至下橄榄核尾端,薄、楔束纤维逐渐减少,薄束核和楔束核逐渐增大,由薄、楔束核发出的内弓状纤维,在中央管腹侧越边,至锥体束的背侧折行向上,补入内侧丘系。在楔束核的外侧有一群大细胞,称为楔束副核或楔外副核,由它发出的后外弓状纤维经小脑下脚进入同侧小脑。

## 四、中央灰质

随着薄、楔束纤维的减少和内侧丘系交叉的形成,延髓后索变小,中央管临近或通入第四脑室,在中央灰质前部,中线两侧可辨认到舌下神经核和迷走神经背核,在中央灰质后外侧可见到孤束及孤束核。

## 五、纤维束

在此阶段,薄、楔束纤维逐渐稀少,脊髓小脑后束位于三叉神经脊束的前外方,向后进入小脑下脚。脊髓小脑前束在后束的前方靠近外侧缘,脊髓丘脑束靠近脊髓小脑前束后方较深的区域,三叉丘系在内侧丘系和脊髓丘脑束之间。此部纤维束保持这样的位置关系一直到脑桥中部。锥体束中的纤维在相应的阶段陆续离开,交叉或不交叉,进入相应的神经核团;内侧纵束已移至舌下神经核腹侧行走,它与锥体束之间的顶盖脊髓束和内侧丘系分界不明显,舌下神经根从前外侧沟出脑。

# 第四节 橄榄中下部

胎儿橄榄中下部切面见图3-11。

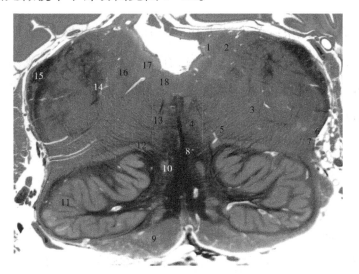

**图3-11 胎儿橄榄中下部切面**

1. 前庭神经内侧核　medial vestibular nucleus

2. 前庭神经下核　inferior vestibular nucleus

3. 网状结构　reticular formation

4. 顶盖脊髓束　tectospinal tract

5. 内弓状纤维　internal arcuate fibers

6. 脊髓小脑前束　anterior spinocerebellar tract

7. 脊髓丘脑束　spinothalamic tract

8. 内侧丘系　medial lemniscus

9. 锥体束　pyramidal tract

10. 内侧副橄榄核　medial accessory olivary nucleus

11. 下橄榄核主核　principal inferior olivary nucleus

12. 背侧副橄榄核　dorsal accessory olivary nucleus

13. 舌下神经根　root of hypoglossal nerve

14. 三叉神经脊束及核　spinal tract and nucleus of trigeminal nerve

15. 小脑下脚　inferior cerebellar peduncle

16. 孤束及孤束核　solitary fasciculus and nucleus

17. 迷走神经背核　dorsal nucleus of vagus nerve

18. 舌下神经核　hypoglossal nucleus

成人橄榄中下部切面见图3-12。

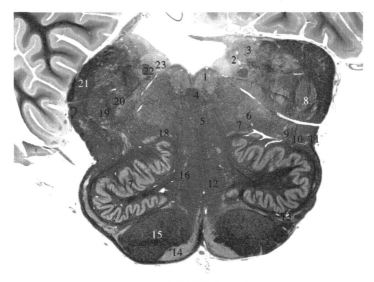

**图3-12 成人橄榄中下部切面**

1. 舌下神经核 hypoglossal nucleus

2. 前庭神经内侧核 medial vestibular nucleus

3. 前庭神经下核 inferior vestibular nucleus

4. 内侧纵束 medial longitudinal fasciculus

5. 顶盖脊髓束 tectospinal tract

6. 疑核 ambiguus nucleus

7. 内弓状纤维 internal arcuate fibers

8. 橄榄小脑纤维 olivocerebellar fibers

9. 红核脊髓束 rubrospinal tract

10. 脊髓丘脑束 spinothalamic tract

11. 脊髓小脑前束 anterior spinocerebellar tract

12. 内侧丘系 medial lemniscus

13. 舌下神经根 root of hypoglossal nerve

14. 弓状核 arcuate nucleus

15. 锥体束 pyramidal tract

16. 内侧副橄榄核 medial accessory olivary nucleus

17. 下橄榄核主核 principal inferior olivary nucleus

18. 背侧副橄榄核 dorsal accessory olivary nucleus

19. 迷走神经根 root of vagus nerve

20. 三叉神经脊束及核 spinal tract and nucleus of trigeminal nerve

21. 小脑下脚 inferior cerebellar peduncle

22. 孤束及孤束核 solitary fasciculus and nucleus

23. 迷走神经背核 dorsal nucleus of vagus nerve

## 一、概述

与橄榄下部相比较,此切面最显著的变化是中央管向后移动到背侧,并逐渐扩大。在室底正中沟两侧的室底灰质中舌下神经核和迷走神经背核变大,在迷走神经背核的背外侧区能辨识到前庭神经下核和前庭神经内侧核。位于锥体背外侧的下橄榄核逐渐变大,并向外突出。

## 二、下橄榄核簇

延髓橄榄深方的下橄榄核主核体积变大并向前外侧隆凸,在它背侧部的背侧副橄榄核和内侧部的内侧副橄榄核在此阶段清晰可辨。

## 三、后索核

薄束核已到达顶端将要消失或已消失,楔束核体积变小。

## 四、中央灰质

在室底正中沟两侧的灰质中可辨认到由大型运动神经元组成的舌下神经核和由中小神经元组成的迷走神经背核,在室底灰质两侧新出现了由中小型细胞组成的前庭神经下核和由较大型神经元组成的前庭神经内侧核。

## 五、纤维束

与橄榄下部相比较,此切面薄束纤维消失,楔束纤维也或已消失。脊髓小脑后束、脊髓小脑前束、脊髓丘脑束三者之间的位置关系无变化。

# 第五节 橄榄中部

胎儿橄榄中部切面见图3-13。

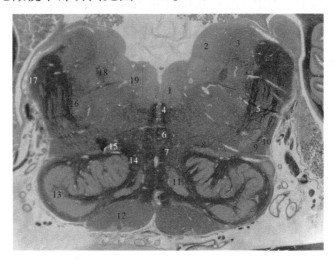

**图3-13 胎儿橄榄中部切面**

1. 舌下神经核　hypoglossal nucleus

2. 前庭神经内侧核　medial vestibular nucleus

3. 前庭神经下核　inferior vestibular nucleus

4. 内侧纵束　medial longitudinal fasciculus

5. 迷走神经根　root of vagus nerve

6. 顶盖脊髓束　tectospinal tract

7. 内侧丘系　medial lemniscus

8. 内弓状纤维　internal arcuate fibers

9. 脊髓丘脑束　spinothalamic tract

10. 脊髓小脑前束　anterior spinocerebellar tract

11. 内侧副橄榄核　medial accessory olivary nucleus

12. 锥体束　pyramidal tract

13. 下橄榄核主核　principal inferior olivary nucleus

14. 舌下神经根　root of hypoglossal nerve

15. 背侧副橄榄核　dorsal accessory olivary nucleus

16. 三叉神经脊束及核　spinal tract and nucleus of trigeminal nerve

17. 小脑下脚　inferior cerebellar peduncle

18. 孤束及孤束核　solitary fasciculus and nucleus

19. 迷走神经背核　dorsal nucleus of vagus nerve

成人橄榄中部切面见图 3–14。

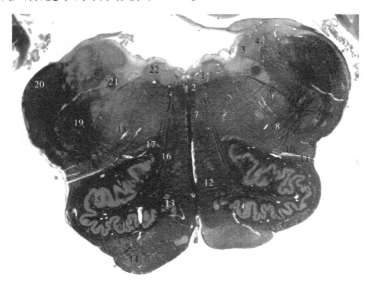

**图 3–14 成人橄榄中部切面**

1. 舌下神经核 hypoglossal nucleus

2. 内侧纵束 medial longitudinal fasciculus

3. 前庭神经内侧核 medial vestibular nucleus

4. 前庭神经下核 inferior vestibular nucleus

5. 楔束副核 accessory cuneate nucleus

6. 迷走神经根 root of vagus nerve

7. 顶盖脊髓束 tectospinal tract

8. 橄榄小脑纤维 olivocerebellar fibers

9. 脊髓小脑前束 anterior spinocerebellar tract

10. 红核脊髓束 rubrospinal tract

11. 脊髓丘脑束 spinothalamic tract

12. 内侧丘系 medial lemniscus

13. 内侧副橄榄核 medial accessory olivary nucleus

14. 锥体束 pyramidal tract

15. 下橄榄核主核 principal inferior olivary nucleus

16. 舌下神经根 root of hypoglossal nerve

17. 背侧副橄榄核 dorsal accessory olivary nucleus

18. 疑核 ambiguus nucleus

19. 三叉神经脊束及核 spinal tract and nucleus of trigeminal nerve

20. 小脑下脚 inferior cerebellar peduncle

21. 孤束及孤束核 solitary fasciculus and nucleus

22. 迷走神经背核 dorsal nucleus of vagus nerve

## 一、概述

下橄榄核至此阶段最大,向前外侧突出,背面中央管向后敞开形成第四脑室,相当于中央管周围的灰质铺贴于脑室底,形成第四脑室底的灰质。在室底正中沟两侧,各有两个小阜,由内向外分别是舌下神经三角和迷走神经三角。迷走神经三角和室底外侧的前庭区之间有一道沟称为界沟。舌下神经根从舌下神经核发出,经由前外侧沟发出。薄、楔束核至此阶段已不明显,它的前外方出现小脑下脚。

## 二、下橄榄核簇

复认下橄榄核簇及橄榄小脑纤维,此部橄榄小脑纤维逐渐增多,小脑下脚也逐渐增大。下橄榄核与小脑之间有广泛的纤维投射。

## 三、后索核

至此薄束核已消失,楔束核已不明显。由较大细胞组成的形状不规则的楔束副核在小脑下脚的腹内侧仍可辨识。

## 四、舌下神经核

舌下神经核位于舌下神经三角的深方,由多极运动神经元组成,由此核发出的舌下神经根穿行内侧纵束、顶盖脊髓束、内侧丘系的外侧,由锥体束和橄榄之间出脑。

## 五、迷走神经核团

迷走神经背核位于迷走神经三角的深方,此核发出的纤维与疑核和孤束核的纤维共同组成迷走神经根,自室底灰质前缘行向腹外侧,穿过三叉神经脊束及核,由橄榄体背侧出脑。

疑核位于三叉神经脊束核与下橄榄核之间,是典型的多级神经元,其轴突加入迷走神经根。一般认为,疑核上段发出纤维加入舌咽神经,支配茎突咽肌,中段纤维加入迷走神经,支配咽喉肌,下段发出纤维组成副神经颅根,再经迷走神经至喉内肌。

## 六、纤维束

此部各纤维束位置无大变化;由于脊髓小脑后束的逐渐汇入,小脑下脚所占区域变大,着色较深。

# 第六节 橄榄上部

胎儿橄榄上部切面见图3-15。

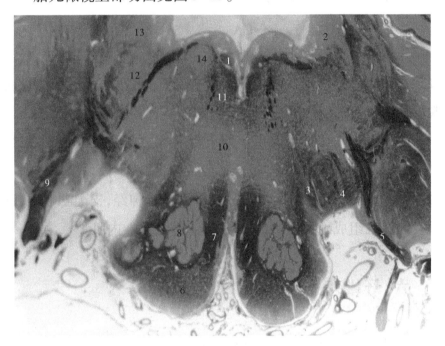

**图3-15 胎儿橄榄上部切面**

1. 面神经膝　genu of facial nerve
2. 前庭神经内侧核　medial vestibular nucleus
3. 脊髓丘脑束　spinothalamic tract
4. 脊髓小脑前束　anterior spinocerebellar tract
5. 迷走神经根　root of vagus nerve
6. 锥体束　pyramidal tract
7. 内侧丘系　medial lemniscus
8. 下橄榄核　inferior olivary nucleus
9. 前庭蜗神经　vestibulocochlear nerve
10. 顶盖脊髓束　tectospinal tract
11. 内侧纵束　medial longitudinal fasciculus
12. 三叉神经脊束及核　spinal tract and nucleus of trigeminal nerve
13. 前庭神经下核　inferior vestibular nucleus
14. 展神经核　abducent nucleus

成人橄榄上部切面见图3-16。

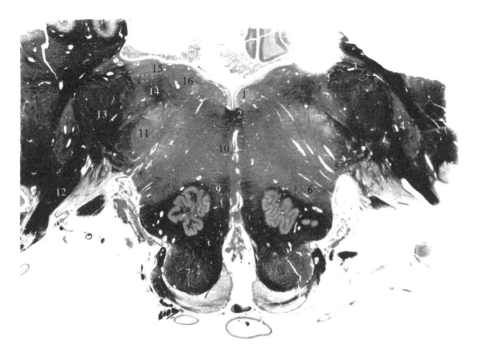

**图3-16　成人橄榄上部切面**

1. 舌下神经前置核　nucleus prepositus hypoglossi
2. 内侧纵束　medial longitudinal fasciculus
3. 蜗背侧核　posterior cochlear nuclei
4. 蜗腹侧核　anterior cochlear nuclei
5. 脊髓小脑前束　anterior spinocerebellar tract
6. 脊髓丘脑束　spinothalamic tract
7. 锥体束　pyramidal tract
8. 下橄榄核　inferior olivary nucleus
9. 内侧丘系　medial lemniscus
10. 顶盖脊髓束　tectospinal tract
11. 三叉神经脊束及核　spinal tract and nucleus of trigeminal nerve
12. 前庭蜗神经　vestibulocochlear nerve
13. 小脑下脚　inferior cerebellar peduncle
14. 孤束及孤束核　solitary fasciculus and nucleus
15. 前庭神经下核　inferior vestibular nucleus
16. 前庭神经内侧核　medial vestibular nucleus

## 一、概述

此段已达下橄榄核上端,锥体背外侧的橄榄部变小,第四脑室达到最宽阔处,背外侧的小脑下脚逐渐增大,因此,在切片上观察腹侧横径变窄,背侧横径变宽。第四脑室底正中沟两侧由内向外分别是舌下神经三角和前庭区,迷走神经三角已不存在,界沟外侧的前庭区变得更宽阔,小脑下脚的前外方出现粗大的前庭蜗神经,在三叉神经脊束的腹侧或可见到舌咽神经。

## 二、下橄榄核簇

此段下橄榄主核变小,内侧和背侧副核已不存在。由下橄榄核发出的橄榄小脑纤维越边聚集在延髓的背外侧区,会同脊髓小脑后束等纤维系,进入小脑下脚。

## 三、孤束及孤束核

孤束位于迷走神经背核的外侧,三叉神经脊束核的背内侧,纵贯延髓全长,由面神经、舌咽神经和迷走神经的内脏传入纤维组成,止于其周围的孤束核。此核头端接受味觉纤维,尾部接受来自面神经、舌咽神经和迷走神经的内脏感觉纤维。

## 四、蜗神经系

蜗神经核位于小脑下脚外侧,延髓与脑桥交界处,蜗神经根将蜗神经核分为蜗腹侧核和蜗背侧核。它们主要出现在橄榄上部以及脑桥下部紧接延髓的切面上。蜗腹侧核发出纤维在被盖前缘穿过内侧丘系的纵行纤维形成斜方体并越边,在对侧上橄榄核簇的背外侧折行向上组成外侧丘系,直抵下丘。

## 五、纤维束

小脑下脚由多束纤维组成,橄榄小脑纤维是小脑下脚最大的组成部分,其次是发自脊髓小脑后束的纤维,在小脑下脚前内侧有染色较浅的三叉神经脊束核;其他各纤维束的位置与橄榄中部相同。

# 第四章　脑　桥

　　脑桥位于延髓和中脑之间,以斜方体或内侧丘系的腹侧为界分为背、腹两部,脑桥腹侧部称为脑桥基底部,主要含有联系大脑皮质和小脑皮质的纤维和神经元。脑桥背侧部称为脑桥被盖,是延髓被盖的直接延续。

# 第一节 脑桥下部

胎儿脑桥下部切面见图4-1。

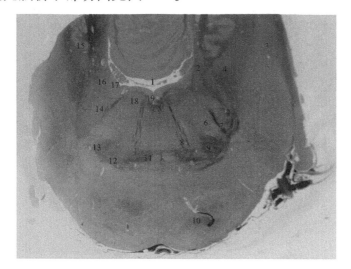

**图4-1 胎儿脑桥下部切面**

1. 第四脑室　fourth ventricle

2. 小脑上脚　superior cerebellar peduncle

3. 小脑中脚　middle cerebellar peduncle

4. 小脑下脚　inferior cerebellar peduncle

5. 内侧纵束　medial longitudinal fasciculus

6. 面神经核　facial nucleus

7. 面神经根　facial nerve root

8. 展神经根　abducent nerve root

9. 上橄榄核　superior olivary nucleus

10. 外侧丘系　lateral lemniscus

11. 内侧丘系及斜方体　medial lemniscus and trapezoid body

12. 脊髓丘脑束　spinothalamic tract

13. 锥体束　pyramidal tract

14. 三叉神经脊束及核　spinal tract and nucleus of trigeminal nerve

15. 小脑齿状核　cerebellar dentate nucleus

16. 前庭神经下核　inferior vestibular nucleus

17. 前庭神经内侧核　medial vestibular nucleus

18. 展神经核　abducent nucleus

19. 面神经膝　genu of facial nerve

成人脑桥下部切面见图4-2。

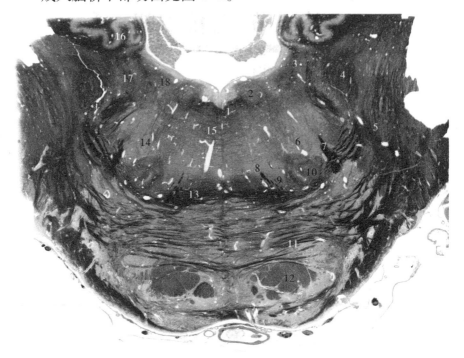

**图4-2　成人脑桥下部切面**

1. 内侧纵束　medial longitudinal fasciculus
2. 展神经核　abducent nucleus
3. 小脑上脚　superior cerebellar peduncle
4. 小脑下脚　inferior cerebellar peduncle
5. 小脑中脚　middle cerebellar peduncle
6. 面神经核　facial nucleus
7. 面神经根　facial nerve root
8. 展神经根　abducent nerve root
9. 脊髓丘脑束　spinothalamic tract
10. 上橄榄核　superior olivary nucleus
11. 脑桥小脑纤维　pontocerebellar fibers
12. 锥体束　pyramidal tract
13. 内侧丘系及斜方体　medial lemniscus and trapezoid body
14. 三叉神经脊束及核　spinal tract and nucleus of trigeminal nerve
15. 顶盖脊髓束　tectospinal tract
16. 小脑齿状核　cerebellar dentate nucleus
17. 前庭神经下核　inferior vestibular nucleus
18. 前庭神经内侧核　medial vestibular nucleus

## 一、概述

位于延髓腹侧的锥体在此阶段已沉入基底部。在前正中线处可见到平浅的基底沟。下橄榄核已经消失。在背侧，第四脑室仍然很宽阔；在室底正中沟和界沟之间的隆凸部称为内侧隆起，界沟外侧依然是前庭区，位于前内侧的三叉神经脊束及核着色较浅，在它的背外侧小脑下脚开始转向后行进入小脑。

## 二、基底部

基底部在此阶段体积较小，纵行的锥体束开始陷入基底部，在脑桥基底部的纵横纤维之间，有许多较为密集分布的神经元，称为脑桥核；由它发出的横行纤维大多数越过中线行向背外侧组成小脑中脚入小脑，也有少量纤维不交叉进入同侧小脑。

## 三、被盖部

被盖部是延髓被盖的直接延续，向上连接中脑被盖。在此阶段，第四脑室仍然很宽阔，其侧壁是进入小脑的小脑下脚和小脑中脚。在脑桥被盖中，出现Ⅴ、Ⅵ、Ⅶ、Ⅷ对脑神经的核团，上橄榄核取代了下橄榄核的位置；内侧纵束和顶盖脊髓束在脑桥部的位置与延髓相似。

## 四、前庭神经系

前庭神经核簇位于第四脑室前庭区深方,分别由前庭神经下核、前庭神经外侧核、前庭神经内侧核和前庭神经上核组成。在此阶段可见到前庭神经内侧核位于前庭神经下核和小脑下脚的内侧。前庭核的纤维向内交叉或不交叉加入中线两旁的内侧纵束,上行联系第Ⅲ、Ⅳ、Ⅵ对脑神经的运动核,下行联系颈髓的前角运动细胞,完成某些前庭反射。

## 五、三叉神经脊束和三叉神经脊束核

三叉神经脊束位于小脑下脚腹内侧,着色较浅;三叉神经脊束内侧着色较浅的区域是三叉神经脊束核。

## 六、面神经系

面神经核位于脑桥下部被盖部的腹外侧区,三叉神经脊束与上橄榄核簇之间,由疑核上端向上延伸至展神经核中下段。此核主要由大多角形运动神经元组成。面神经核发出的纤维向背方伸出,先行向背内侧到达第四脑室底展神经核的背内侧,在此聚集成束并折行向上,称面神经膝,在展神经核的上段再向外弯行,行向前外下;从脑桥延髓沟外侧部出脑。

## 七、纤维束

脑桥基底部由纵、横两系纤维及其间的大量脑桥核组成,纵行纤维主要由皮质脊髓束、皮质核束和皮质脑桥束组成。脑桥腹侧的横行纤维由脑桥小脑纤维组成,这些纤维经小脑中脚进入小脑髓质。此阶段小脑下脚背移并折向背方进入小脑。

# 第二节 脑桥中下部

胎儿脑桥中下部切面见图4-3。

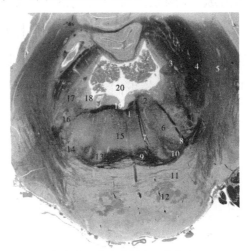

**图4-3 胎儿脑桥中下部切面**

1. 内侧纵束　medial longitudinal fasciculus

2. 展神经核　abducent nucleus

3. 小脑上脚　superior cerebellar peduncle

4. 小脑下脚　inferior cerebellar peduncle

5. 小脑中脚　middle cerebellar peduncle

6. 面神经核　facial nucleus

7. 展神经根　abducent nerve root

8. 面神经根　facial nerve root

9. 内侧丘系及斜方体　medial lemniscus and trapezoid body

10. 脊髓丘脑束　spinothalamic tract

11. 脑桥小脑纤维　pontocerebellar fibers

12. 锥体束　pyramidal tract

13. 上橄榄核　superior olivary nucleus

14. 外侧丘系　lateral lemniscus

15. 顶盖脊髓束　tectospinal tract

16. 三叉神经脊束及核　spinal tract and nucleus of trigeminal nerve

17. 前庭神经外侧核　lateral vestibular nucleus

18. 前庭神经内侧核　medial vestibular nucleus

19. 面神经膝　genu of facial nerve

20. 第四脑室　fourth ventricle

成人脑桥中下部切面见图4-4。

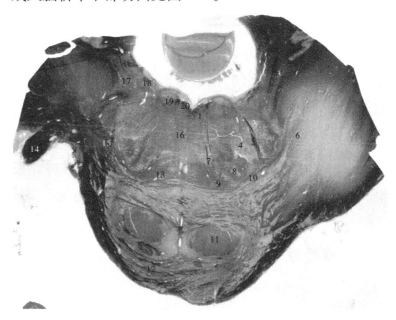

**图4-4　成人脑桥中下部切面**

1. 内侧纵束　medial longitudinal fasciculus

2. 小脑上脚　superior cerebellar peduncle

3. 小脑下脚　inferior cerebellar peduncle

4. 面神经核　facial nucleus

5. 面神经根　facial nerve root

6. 小脑中脚　middle cerebellar peduncle

7. 展神经根　abducent nerve root

8. 上橄榄核　superior olivary nucleus

9. 斜方体核　trapezoid body nucleus

10. 脊髓丘脑束　spinothalamic tract

11. 锥体束　pyramidal tract

12. 脑桥小脑纤维　pontocerebellar fibers

13. 内侧丘系及斜方体　medial lemniscus and trapezoid body

14. 三叉神经根　trigeminal nerve root

15. 三叉神经脊束及核　spinal tract and nucleus of trigeminal nerve

16. 顶盖脊髓束　tectospinal tract

17. 前庭神经外侧核　lateral vestibular nucleus

18. 前庭神经内侧核　medial vestibular nucleus

19. 展神经核　abducent nucleus

20. 面神经膝　genu of facial nerve

## 一、概述

此段脑桥基底部很宽阔,而被盖部显得小。基底部横行纤维在外侧形成小脑中脚,在小脑下脚外方进入小脑。在第四脑室室底界沟内侧的隆起部叫作面神经丘。在此阶段可见到前庭内、外侧核的上端,在脑桥网状结构内,可见到穿行其间的展神经根和面神经根。

## 二、展神经系

展神经核位于面神经丘的深方,此核位于面神经核的上段向上延伸至三叉神经运动核下端的稍下方,展神经根自核团内侧发出,行向腹外侧,穿行被盖部,自延髓脑桥沟出脑,至眼的外直肌。展神经核内一些神经元属于核间联系神经元,它们的轴突越过中线,至动眼神经核内,参与双眼同向水平运动调节。

## 三、前庭神经系

在横切面上,可见到前庭内侧核和前庭外侧核,若切面偏上则可见到前庭神经上核恰位于第四脑室底与侧壁的交界区,小脑下脚的内侧。内侧纵束里的大部分纤维起自于前庭神经核,前庭小脑纤维穿行前庭上核的下段行至小脑下脚的内侧进入小脑。

## 四、面神经系

在脑桥中下部紧邻内侧隆起的腹侧有一束浓密浑圆的纤维，称为面神经膝，它由面神经核发出垂直向上至被盖部后内侧绕行展神经核，折向外横行一小段（脑桥中部），然后转向前下方出脑。所以面神经根全程需在脑桥上部、中部和中下部的切面上观察。

## 五、三叉神经系

三叉神经脊束核位于脊束的内侧，此时的三叉神经脊束及核已到达上端，若切片位置偏高则可出现三叉神经脑桥核。

## 六、纤维束

在此阶段内侧纵束和顶盖脊髓束仍在原位走行。内侧丘系则离开中线移至被盖前缘，呈内外向排列，并被斜方体的横行纤维穿过。

# 第三节 脑桥中部

胎儿脑桥中部切面见图4-5。

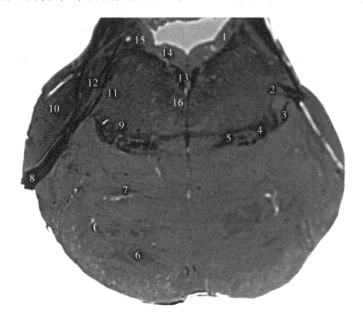

**图4-5 胎儿脑桥中部切面**

1. 前庭神经上核　superior vestibular nucleus

2. 红核脊髓束　rubrospinal tract

3. 外侧丘系　lateral lemniscus

4. 三叉丘系和脊髓丘脑束　trigeminal lemniscus and spinothalamic tract

5. 内侧丘系和斜方体　medial lemniscus and trapezoid body

6. 锥体束　pyramidal tract

7. 脑桥小脑纤维　pontocerebellar fibers

8. 三叉神经根　trigeminal nerve root

9. 上橄榄核　superior olivary nucleus

10. 小脑中脚　middle cerebellar peduncle

11. 三叉神经运动核　motor nucleus of trigeminal nerve

12. 三叉神经脑桥核　pontine nucleus of trigeminal nerve

13. 内侧纵束　medial longitudinal fasciculus

14. 室底灰质　periventricular gray

15. 三叉神经中脑核及根　mesencephalic nucleus and tract of trigeminal nerve

16. 顶盖脊髓束　tectospinal tract

成人脑桥中部切面见图4-6。

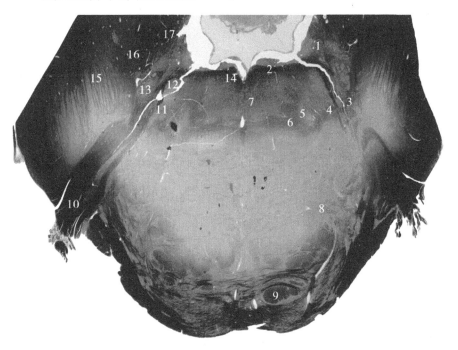

**图4-6　成人脑桥中部切面**

1. 前庭神经上核　superior vestibular nucleus

2. 面神经膝　genu of facial nerve

3. 外侧丘系　lateral lemniscus

4. 脊髓丘脑束　spinothalamic tract

5. 上橄榄核　superior olivary nucleus

6. 内侧丘系和斜方体　medial lemniscus and trapezoid body

7. 顶盖脊髓束　tectospinal tract

8. 脑桥小脑纤维　pontocerebellar fibers

9. 锥体束　pyramidal tract

10. 三叉神经根　trigeminal nerve root

11. 红核脊髓束　rubrospinal tract

12. 三叉神经运动核　motor nucleus of trigeminal nerve

13. 三叉神经脑桥核　pontine nucleus of trigeminal nerve

14. 内侧纵束　medial longitudinal fasciculus

15. 小脑中脚　middle cerebellar peduncle

16. 小脑下脚　inferior cerebellar peduncle

17. 小脑上脚　superior cerebellar peduncle

## 一、概述

此段基底部最大。基底沟宽而浅。宽厚的小脑中脚拢向背侧，斜入小脑。粗大的三叉神经根穿小脑中脚入脑，这是本阶段的主要特征之一。第四脑室仍然较宽，室顶已无脉络丛，室底上仍有正中沟和界沟，两沟之间为内侧隆起，室底灰质自界沟折向背方。在脑室侧壁上辨认粗大的纤维束，着色较重，这是小脑上脚的初段。

## 二、室底灰质

内侧隆起较平缓，背部贯行背侧纵束。在中线旁有切面呈椭圆形的面神经膝。面神经根的水平部横行在灰质前缘，至室底外侧角，折而向前下行。在室底与侧壁折角处或残留有前庭上核的上端。

## 三、小脑的三脚

只有此阶段可同时观察小脑的三脚。第四脑室侧壁内的小脑上脚，小脑上脚是小脑的传出纤维束，它的外侧是色深的小脑下脚。小脑中脚自前外方包绕下脚进入小脑。中脚和下脚是小脑的传入纤维束。

## 四、三叉神经系

三叉神经在小脑中脚侧面斜入脑桥被盖部，连接四个灰质核团。在神经根终端内侧的核团是三叉神经运动核,由大型多级运动神经元组成。它们的轴突合成三叉神经根的小部(运动根),在感觉根的内下方,通过下颌神经支配咀嚼肌。三叉神经感觉根的纤维联系着三个感觉核,短的升支止于三叉神经脑桥核(又称感觉主核);长的降支形成三叉神经脊束,止于三叉神经脊束核;中脑束起于三叉神经中脑核。

## 五、基底部

斜方体为听觉纤维交叉越边形成的横行纤维宽带。纤维间分散的细胞属斜方体核。在斜方体外侧为上橄榄核。斜方体的纤维至上橄榄核外侧转而向上行,即外侧丘系。中线两旁自背方向腹侧仍是内侧纵束和顶盖脊髓束。内侧丘系在被盖前缘向外移,斜方体在束内横向穿过。在上橄榄核和三叉神经根之间除外侧丘系外,仍是脊髓丘脑束,红核脊髓束。基底部被横切的纵行纤维有小束的锥体束和分散的皮质脑桥束;横行纤维是脑桥核发出的脑桥小脑纤维,向外后聚为小脑中脚。

## 六、纤维束

经此阶段上、下行的纤维束位置与脑桥中下部相似,中线两旁自背方向腹侧是内侧纵束和顶盖脊髓束。内侧丘系在被盖前缘又向外移,斜方体在束内横向穿过。在上橄榄核和三叉神经根之间除外侧丘系外,仍有脊髓丘脑束、脊髓小脑束和红核脊髓束。

# 第四节 脑桥中上部

胎儿脑桥中上部切面见图4-7。

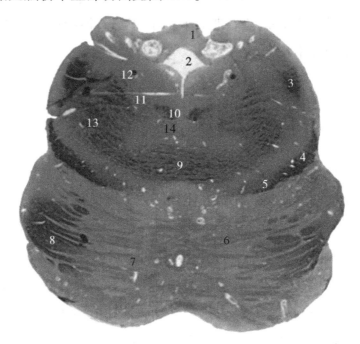

**图4-7 胎儿脑桥中上部切面**

1. 上髓帆　superior medullary velum

2. 第四脑室　fourth ventricle

3. 外侧丘系　lateral lemniscus

4. 三叉丘系和脊髓丘脑束　trigeminal lemniscus and spinothalamic tract

5. 内侧丘系　medial lemniscus

6. 脑桥小脑纤维　pontocerebellar fibers

7. 脑桥核　pontine nucleus

8. 锥体束　pyramidal tract

9. 小脑上脚交叉　decussation of superior cerebellar peduncle

10. 内侧纵束　medial longitudinal fasciculus

11. 蓝斑　locus ceruleus

12. 三叉神经中脑核及根　mesencephalic nucleus and tract of trigeminal nerve

13. 小脑上脚　superior cerebellar peduncle

14. 顶盖脊髓束　tectospinal tract

成人脑桥中上部切面见图4-8。

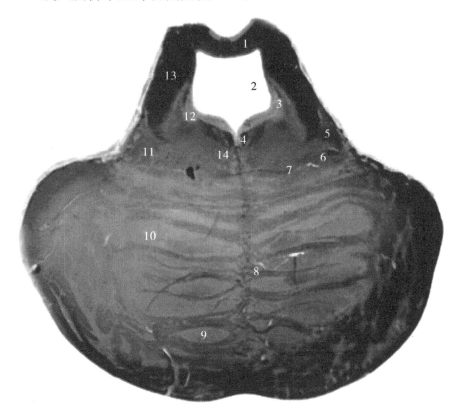

图4-8　成人脑桥中上部切面

1. 上髓帆　superior medullary velum

2. 第四脑室　fourth ventricle

3. 三叉神经中脑核及根　mesencephalic nucleus and tract of trigeminal nerve

4. 内侧纵束　medial longitudinal fasciculus

5. 外侧丘系　lateral lemniscus

6. 脊髓丘脑束　spinothalamic tract

7. 内侧丘系　medial lemniscus

8. 脑桥小脑纤维　pontocerebellar fibers

9. 锥体束　pyramidal tract

10. 脑桥核　pontine nucleus

11. 三叉丘系　trigeminal lemniscus

12. 蓝斑　locus ceruleus

13. 小脑上脚　superior cerebellar peduncle

14. 顶盖脊髓束　tectospinal tract

## 一、概述

此阶段第四脑室腔减小,室顶为前髓帆。在室底上有正中沟、内侧隆起和界沟。室壁内有色深的小脑上脚。小脑中脚体积明显缩小,向背方直入小脑。

## 二、室底灰质

在室底灰质前方,中线两旁,有色深的内侧纵束。室周灰质外侧有蓝斑。蓝斑发出的纤维侧支极为丰富,分布范围广,几乎遍布中枢神经系统各部,它的功能目前尚不清楚。蓝斑的背侧有三叉神经中脑核,有时混杂于蓝斑之中。核间有色深的纵行纤维,是三叉神经中脑束。第四脑室侧壁内有色深粗大的小脑上脚。

## 三、基底部

此阶段已无斜方体。内侧丘系向外移动,染色较重。外侧丘系逐渐移向背方,红核脊髓束和脊髓丘脑束在它的背内侧。大量的脑桥核和脑桥小脑纤维散布在基底部,锥体束仍在原位结成若干小束。

## 四、纤维束

在室底灰质前方中线两旁有内侧纵束,在它的前方染色较浅的区域为顶盖脊髓束。在此阶段内侧丘系继续向外移动,外侧丘系逐渐移向背方,小脑上脚位于第四脑室侧壁内,并开始沉入被盖部。

# 第五节 脑桥上部

胎儿脑桥上部切面见图4-9。

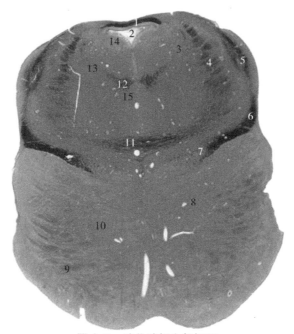

**图4-9 胎儿脑桥上部切面**

1. 滑车神经交叉 decussation of trochlear nerve

2. 第四脑室 fourth ventricle

3. 三叉神经中脑核及根 mesencephalic nucleus and tract of trigeminal nerve

4. 小脑上脚 superior cerebellar peduncle

5. 外侧丘系 lateral lemniscus

6. 三叉丘系和脊髓丘脑束 trigeminal lemniscus and spinothalamic tract

7. 内侧丘系 medial lemniscus

8. 脑桥小脑纤维 pontocerebellar fibers

9. 锥体束 pyramidal tract

10. 脑桥核 pontine nucleus

11. 小脑上脚交叉 decussation of superior cerebellar peduncle

12. 内侧纵束 medial longitudinal fasciculus

13. 蓝斑 locus ceruleus

14. 室周灰质 periventricular gray

15. 顶盖脊髓束 tectospinal tract

成人脑桥上部切面见图4-10。

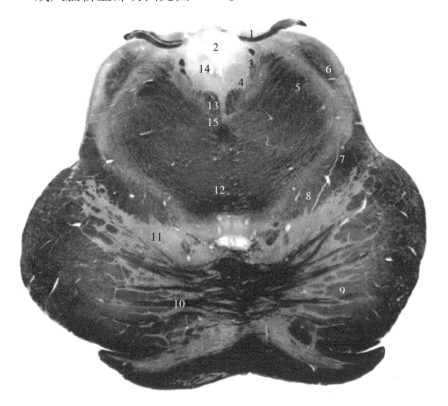

**图4-10 成人脑桥上部切面**

1. 滑车神经 trochlear nerve

2. 第四脑室 fourth ventricle

3. 三叉神经中脑核及根 mesencephalic nucleus and tract of trigeminal nerve

4. 蓝斑 locus ceruleus

5. 小脑上脚 superior cerebellar peduncle

6. 外侧丘系 lateral lemniscus

7. 三叉丘系和脊髓丘脑束 trigeminal lemniscus and spinothalamic tract

8. 内侧丘系 medial lemniscus

9. 锥体束 pyramidal tract

10. 脑桥小脑纤维 pontocerebellar fibers

11. 脑桥核 pontine nucleus

12. 小脑上脚交叉 decussation of superior cerebellar peduncle

13. 内侧纵束 medial longitudinal fasciculus

14. 室周灰质 periventricular gray

15. 顶盖脊髓束 tectospinal tract

## 一、概述

脑桥上部又称菱脑峡，包括小脑上脚、上髓帆及丘系三角。前外侧缘呈圆弧形，基底部变窄。第四脑室变小，往下将延入中脑水管。第四脑室顶即前髓帆，滑车神经根在帆内交叉，然后出脑。侧室壁内的小脑上脚已沉入被盖部，被盖前部有小脑上角交叉。

## 二、室底灰质

室底灰质增厚。灰质边缘纵行的三叉神经中脑束旁有二三个大圆细胞，是中脑核。灰质外侧深部黄褐色的细胞团是蓝斑。一些纤维弯向前内方在靠近被盖前缘处交叉，形成小脑上脚交叉。

## 三、基底部

脑桥基底部主要由纵横交错的纤维束及其间的脑桥核组成。锥体束向外迁移，皮质脑桥束的纤维也趋于聚向边缘。横行纤维由脑桥核细胞发出，止于小脑皮质；多数纤维越过中线至对侧，组成脑桥小脑纤维。

## 四、纤维束

此阶段最显著的变化之一就是小脑上脚沉入被盖部，一些纤维弯向前内方在靠近被盖前缘处形成小脑上脚交叉。此纤维交叉在自脑桥上部至中脑下部的阶段内进行。

内侧丘系在被盖前外缘形成色深的斜向窄带,外侧丘系背移至被盖侧面。内、外侧丘系之间拐角处含有脊髓丘脑束和脊髓顶盖束。边界清楚的内侧纵束继续在室底灰质前方、中线两旁走行,色浅的顶盖脊髓束位于内侧纵束和小脑上脚交叉之间。

# 第五章　中　脑

　　中脑介于间脑和脑桥之间,其上界腹侧为视束,背侧与间脑松果体临近。其下界与脑桥的菱脑峡相接。中脑内部结构比较简单,由背侧的四叠体中和腹侧,一对粗大的纵柱大脑脚组成。四叠体由两对小圆丘组成,上方者称上丘,下方者称下丘。大脑脚之间为脚间窝,动眼神经由此出脑。

# 第一节 中脑下丘部

胎儿中脑下丘部切面见图5-1。

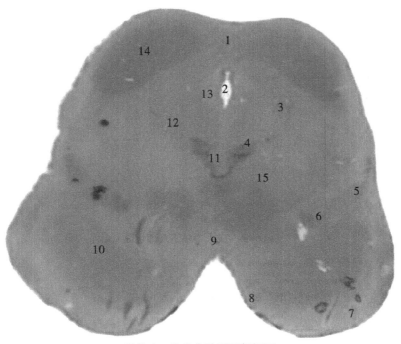

**图5-1 胎儿中脑下丘部切面**

1. 下丘连合 commissure of inferior colliculus
2. 中脑水管 cerebral aqueduct
3. 三叉神经中脑核 mesencephalic nucleus of trigeminal nerve
4. 滑车神经核 trochlear nucleus
5. 三叉丘系和脊髓丘脑束 trigeminal lemniscus and spinothalamic tract
6. 内侧丘系 medial lemniscus
7. 锥体束 pyramidal tract
8. 额桥束 frontopontine tract
9. 脚间核 interpeduncular nucleus
10. 黑质 substantia nigra
11. 内侧纵束 medial longitudinal fasciculus
12. 蓝斑 locus ceruleus
13. 中央灰质 central gray
14. 下丘核 nucleus of inferior colliculus
15. 顶盖脊髓束 tectospinal tract

成人中脑下丘部切面见图5-2。

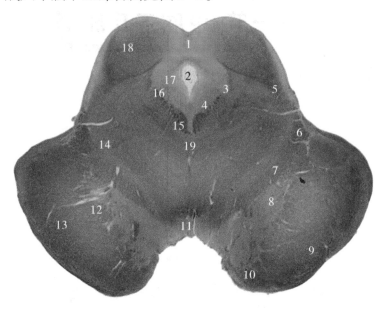

**图5-2 成人中脑下丘部切面**

1. 下丘连合 commissure of inferior colliculus

2. 中脑水管 cerebral aqueduct

3. 三叉神经中脑核 mesencephalic nucleus of trigeminal nerve

4. 滑车神经核 trochlear nucleus

5. 外侧丘系 lateral lemniscus

6. 三叉丘系和脊髓丘脑束 trigeminal lemniscus and spinothalamic tract

7. 内侧丘系 medial lemniscus

8. 顶枕颞桥束 parietooccipitopontine and temporopontine tract

9. 锥体束 pyramidal tract

10. 额桥束 frontopontine tract

11. 脚间核 interpeduncular nucleus

12. 黑质 substantia nigra

13. 大脑脚底 crus cerebri

14. 红核脊髓束 rubrospinal tract

15. 内侧纵束 medial longitudinal fasciculus

16. 蓝斑 locus ceruleus

17. 中央灰质 central gray

18. 下丘核 nucleus of inferior colliculus

19. 小脑上脚及其交叉 decussation of superior cerebellar pedunde

## 一、概述

　　下丘的主要部分是一个灰质团块,又称下丘核,是听觉通路的中继站。传入纤维来自蜗腹侧核、蜗背侧核、上橄榄核、外侧丘系核、内侧膝状体、听觉皮质。传出纤维投射到内侧膝状体、中脑被盖、导水管周围灰质、上橄榄核和脑桥核的背外侧部等处。两侧下丘之间的交叉纤维称为下丘联合。

## 二、中央灰质

　　中脑水管周围的灰质即中央灰质。在中央灰质前缘是滑车神经核。色深的神经根出自核的外侧,绕灰质外缘弯向背方,向下至菱脑峡,在前髓帆上交叉出脑。

## 三、被盖

　　中线两旁靠背侧有深染的内侧纵束,它的腹侧应有顶盖脊髓束。在中线上小脑上脚交叉粗大且深染。它的腹侧偏外有浅染的红核脊髓束。在小脑上脚交叉的外侧,依次排列着上行的内侧丘系、脊髓丘脑束和外侧丘系。

## 四、黑质

　　黑质是中脑最大的细胞核团,位于被盖和脚底之间。黑质分为背侧的致密带和腹侧的网状带。致密带细胞含黑色素,网状带细胞不含黑色素。黑质主要通过黑质纹状体纤维和纹状体黑质纤维与新纹状体建立往返联系。多巴胺是黑质的主要神经递质。

## 五、脚底

脑桥核消失后,穿行于脑桥基底部的纵行纤维聚成脚底,位于中脑最腹侧部。脚底中部 3/5 是锥体束,内侧 1/5 是额桥束;外侧 1/5 是顶枕颞桥束。

## 六、脚间核

在左、右大脑脚间,后穿质深方可见一团密集的中型多级细胞,含少量色素,称脚间核。传入纤维有缰核脚间束和乳头脚间束,发出纤维至被盖背侧核、被盖腹侧核等,经背侧纵束至各内脏神经区。

# 第二节　中脑上丘部

胎儿中脑上丘部切面见图5-3。

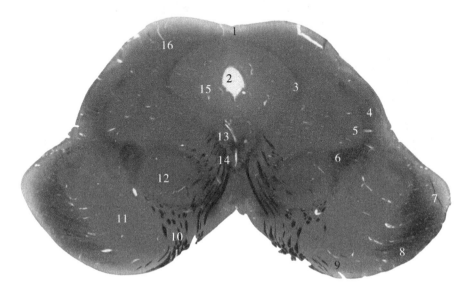

**图5-3　胎儿中脑上丘部切面**

1. 上丘连合　commissure of superior colliculus
2. 中脑水管　cerebral aqueduct
3. 三叉神经中脑核　mesencephalic nucleus of trigeminal nerve
4. 脊髓丘脑束　spinothalamic tract
5. 三叉丘系　trigeminal lemniscus
6. 内侧丘系　medial lemniscus
7. 顶枕颞桥束　parietooccipitopontine and temporopontine tract
8. 锥体束　pyramidal tract
9. 额桥束　frontopontine tract
10. 动眼神经根　oculomotor nerve root
11. 黑质　substantia nigra
12. 红核　red nucleus
13. 动眼神经核　oculomotor nucleus
14. 内侧纵束　medial longitudinal fasciculus
15. 中央灰质　central gray
16. 上丘　superior colliculus

成人中脑上丘部切面见图5-4。

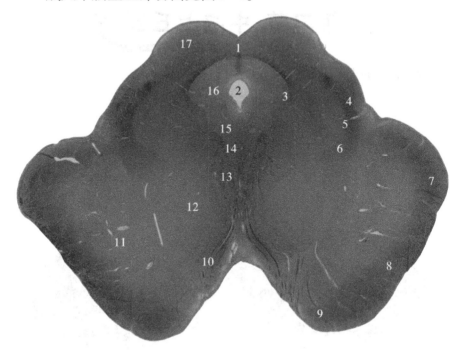

**图5- 4　成人中脑上丘部切面**

1. 上丘连合　commissure of superior colliculus

2. 中脑水管　cerebral aqueduct

3. 三叉神经中脑核　mesencephalic nucleus of trigeminal nerve

4. 脊髓丘脑束　spinothalamic tract

5. 三叉丘系　trigeminal lemniscus

6. 内侧丘系　medial lemniscus

7. 顶枕颞桥束　parietooccipitopontine and temporopontine tract

8. 锥体束　pyramidal tract

9. 额桥束　frontopontine tract

10. 动眼神经根　oculomotor root

11. 黑质　substantia nigra

12. 红核　red nucleus

13. 内侧纵束　medial longitudinal fasciculus

14. 动眼神经核　oculomotor nucleus

15. 动眼神经副核　accessory nucleus of oculomotor nerve

16. 中央灰质　central gray

17. 上丘　superior colliculus

## 一、概述

外观与下丘阶段相似。脚间窝内或露乳头体,窝底为后穿质。窝壁上有动眼神经根穿出。

## 二、上丘

上丘由数层灰质和白质交替排列而成。上丘接收部分来自视束的纤维;发出上行纤维至外侧膝状体、丘脑枕、脑干、脊髓等处;两侧上丘之间的联络纤维形成上丘联合。上丘被认为是皮层下视听反射中枢。

## 三、中央灰质

在中央灰质外侧缘有三叉神经中脑根和核,在中央灰质前部由两侧内侧纵束形成的凹陷内容纳着动眼神经核簇,成对的动眼神经外侧核贴靠内侧纵束,由大型运动神经元组成。成对的内脏核称为动眼神经副核(简称 E-W 核),又称缩瞳核,位于外侧核的背方,轮廓小而扁平。动眼神经根向腹侧穿过红核,在大脑脚内侧出脑。

## 四、被盖

被盖中部网状结构内有大而浑圆的核团即红核,是此阶段的显著特征之一。小脑上脚部分纤维止于红核;红核还接受来自来自大脑运动皮质的皮质红核束。红核发出的纤维在被盖腹侧中线交叉后下行即为红核脊髓束。多数纤维穿经红核,上行至丘脑腹外侧核。在红核外侧色深的区域是内侧丘系。它的外延部分是脊髓丘系。

## 五、黑质和脚底

与下丘阶段所见相同。